Bramante

NON FATE BENEFICENZA

ISBN: 978-0-244-13983-4

Prima edizione: Dicembre 2018

NON FATE BENEFICENZA

La solidarietà non serve ai poveri.

Sono i poveri a servire alla solidarietà

Altre opere dell'autore

- *Frammenti di poesie* *2007*
- *Senza ipocrisia* *2008*
- *Bibbia e menzogne* *2010*
- *Armonico silenzio* *2011*
- *Il suono del mare* *2017*
- *Amare a dismisura* *2017*
- *Esame storico su Gesù* *2018*

Non fate beneficenza

NON FATE BENEFICENZA

Non vaga mai senza meta

colui che cerca la verità

Introduzione

di Gino Infantino

Questo libro non ha lo scopo di attaccare nessuno ma vuole analizzare e raccontare il percorso del denaro che di per sé è un atto volontario e giunge ai beneficiari, se giunge. Vuole fare chiarezza sui risultati che ottengono le Onlus, se li ottengono. Vuole far luce sulle spese che sostengono le associazioni di beneficenza per pagarsi assurde attività gestionali con il denaro di donatori, i quali, non immaginano dove possa finire.

Progetti fantasmi su malattie, delle quali non si è ancora trovata realmente la cura. Promettono di destinare il denaro che raccolgono per sfamare i poveri che poi nella realtà continuano a morire di fame.

Un'infinità di atti meschini messi in opera ogni giorno con lo scopo di arricchirsi. Quali sarebbero nella concretezza le opere caritatevoli che queste organizzazioni portano a compimento?

Gran parte del lavoro - quello di spillare denaro alla gente - lo fa il "dialogatore" *face to face* nelle piazze, davanti alle fiere, ai centri commerciali, ai cimiteri, ai teatri, ma anche facendo il porta a porta. Una figura astuta e sfacciata, addestrata alla persuasione con l'unico scopo di convincere a donare una somma di denaro, spesso ingannando le persone con una serie di stratagemmi studiati e collaudati.

Modus operandi discutibili, in maggior misura quando ci riferiamo a persone che operano nel mondo della beneficenza. I giovani vengono preparati da manager con lo scopo di portare contratti, e per farlo usano tecniche che hanno ben poco di etico. I "dialogatori" vengono ingannati da prospettive di alto guadagno e illusi da una garantita escalation manageriale che non raggiungeranno mai. Partono ogni mattina carichi di entusiasmo per dialogare con i passanti sui marciapiedi e convincerli a donare o a sottoscrivere contratti di sostentamento di progetti umanitari. I ragazzi vengono addestrati ad essere convincenti, suggerendo di dire menzogne e altre tecniche di vendita per strappare contratti di donazioni. Dopo pochi mesi capiscono di essere stati abbindolati da promesse tipiche da manager inglobati in sistemi piramidali. Diventa quindi di primaria importanza - per i capi - riuscire a trattenere i "dialogatori" inventandosi metodi persuasivi con il solo scopo di arricchirsi.

Le strutture piramidali delle organizzazioni sono create proprio per illudere i "dialogatori" con la promessa che un giorno possano arrivare a guadagnare milioni di euro. Tutto questo accade in un mondo dove il *Network Marketing*, cioè lo schema organizzativo piramidale è illegale. Questo discutibile modo di lavorare è una truffa vera e propria, e le autorità dovrebbero stroncarlo immediatamente. Le caratteristiche che lo identificano come un lavoro vietato sono le promesse di alti guadagni a breve termine, in un contesto di reperimento di nuovi assunti sui quali si guadagnano percentuali. Un sistema inefficiente per i neoassunti, ma estremamente redditizio per chi si trova in posizioni manageriali.

I soggetti che hanno poca capacità di concludere adesioni vengono isolati dal gruppo di lavoro cui appartengono; così facendo vengono messi in una condizione psicologica stressante e ben presto opteranno per altro lavoro. Le agenzie preferiscono non licenziare per essere conformi all'etica dell'associazione non-profit.

Le istituzioni italiane - restando nei nostri confini - non tengono conto che queste organizzazioni godono di agevolazioni fiscali esattamente in virtù del loro status e che dovrebbero rendere conto di ciò che fanno. Sembra che abbiano gli occhi chiusi sul modo di condurre le operazioni e sulla mancanza totale di chiarezza sui conti annuali. Non si capisce come mai il governo abbia nei loro confronti una sorta di lassismo ingiustificato. Sembra che si volti dall'altra parte per dimostrare di essere distratto piuttosto che ficcare il naso nei loro affari poco chiari, dove si sperpera una montagna di miliardi ingannando i contribuenti con il cinque per mille e i donatori che ancora si illudono di contribuire per una giusta causa. Inoltre non si capisce il motivo per cui il governo non obblighi le organizzazioni che ricevono donazioni o finanziamenti statali a redigere bilanci trasparenti facilmente consultabili.

Chiudo l'introduzione con una domanda di riflessione: ma se in Italia c'è un numero pazzesco di organizzazioni non-profit - la bellezza di 336 mila - siamo sicuri che siano nate tutte con fini senza scopo di lucro?

Mercenari sfruttatori

Un'organizzazione senza scopi di lucro deve avere obiettivi e finalità caritatevoli, e siccome non è destinata alla realizzazione di guadagni, distribuisce gli utili agli scopi per cui essa è spontaneamente sorta.

Si moltiplicano a dismisura le associazioni, parallelamente alla crescita della sensibilizzazione sociale per la solidarietà, dovuta anche dall'aumento dell'informazione sulla sofferenza e sui disagi che vivono alcuni popoli bisognosi.

Tra associazioni, fondazioni ex bancarie, cooperative, volontariato, Onlus emerge che la gestione dei fondi è fuori controllo e l'efficienza dei progetti più delle volte è negativa.

Nel dicembre 2015 l'Istat pubblica l'aggiornamento delle istituzioni non-profit attive in Italia, rilevando 366.275 tra associazioni, cooperative, organizzazioni, sindacati e fondazioni, facendo emergere un aumento dell'undici e sei per cento sul censimento precedente. Un fiume di denaro che entra nelle loro casse determina spese disinvolte che arrivano a toccare il sessantasei per cento[1].

Gli enti della carità solo in Italia ricevono dalle quote associative e dalle donazioni di privati sessantasette miliardi ogni anno. Lo afferma una ricerca effettuata da *Ipsos* e *Unicredit Foundation*[2].

Negli USA esiste la *Charity Navigator*, cioè un'autorità che opera in modo indipendente che vigila, controlla ed emette una valutazione sulle Onlus in base alla loro correttezza. Gli indicatori di efficacia consentono al donatore di scegliere con più chiarezza l'associazione da sostenere. In Italia invece non c'è alcun controllo sulle spese di gestione e stipendi,

---

[1] Censimento Istat su 336 mila tra associazioni, fondazioni e cooperative non-profit attive in Italia a fine 2015.

[2] Indagine sul valore economico del terzo settore. La ricerca riporta il fatturato in Italia del non-profit che rappresenta oltre il quattro per cento del Pil.

per non parlare delle costosissime pubblicità su reti nazionali e sulla carta stampata, oltre ai milioni di lettere che inviano agli italiani. Diventa naturale che non essendoci nessun controllo diventa difficile o improbabile conoscere la situazione finanziaria per cui, la scelta dei donatori, è influenzata fortemente dal marketing martellante.

La meschinità che si riscontra spesso in molte associazioni di beneficenza è il nascondere ai donatori come essi sperperano il loro denaro. Pagarsi gli stipendi, dotarsi di parchi auto ampi e ben distribuiti su vari livelli, pagare cene cosiddette «di lavoro» in ristoranti di categoria superiore, comprare biglietti aerei a prezzi di listino e non certo «low cost» e tantissimi altri privilegi che dovrebbero pagare di tasca propria, altrimenti in cosa consisterebbe questo non-profit?

Se i donatori sapessero che il loro denaro non arriva nelle mani dei bisognosi non ci sarebbe più nessuno disposto a sacrificarsi per fare una donazione.

La carità non ha sfamato nessun bisognoso, non ha eliminato nemmeno marginalmente la povertà, e se consideriamo l'enorme quantità di denaro donato ai paesi poveri e guardiamo lo stato di malessere in cui oggi sopravvivono, possiamo dire che l'elemosina è stata un male ancor più grave della fame stessa. Analizzando ciò che è avvenuto in quei paesi destinatari di aiuti umanitari si può trarre una considerazione: i beneficiari reali delle donazioni sono stati i guerriglieri, perché si sono potuti armare per fare le guerre, i politici perché si sono arricchiti all'inverosimile e, le associazioni umanitarie, che si sono ingrandite in modo spropositato, creando in pochissimi anni sedi in tutti i paesi del mondo.

Personalmente ho effettuato una piccola indagine su alcune Ong che sono presenti nei paesi poveri dell'Africa. Ebbene, ho potuto notare come esse si adattano con disinvoltura alle regole truffaldine di uso comune impartite dai governi locali in Somalia, accettando con rassegnazione di spartire i beni destinati ai poveri con chi invece dovrebbe vigilare[3].

Anche le navi usate dalle Ong come Medici Senza Frontiere, Save The Children, Moas, Judend Rettet, Proactiva Open Arm, Sos

---

[3] Overseas Development Institute e dall'Heritage Institute for Policy Studies ha scoperto che le Ong versano tangenti col denaro ricevuto dai finanziamenti statali ai guerriglieri di Al Shabaad.

Medterranée, Sea Watch Foundation, Life Boat per il trasporto dei profughi è un affare sporco, oggetto di indagini di alcune procure italiane. Le accuse dello Sco[4] riguarda la presenza costante nelle acque libiche di navi di Ong che si trovavano - insolitamente - a gestire il salvataggio dei migranti. Addirittura vengono a conoscenza della partenza ancor prima che i gommoni si stacchino dalla Libia. Circostanza inquietante che apre ulteriori dubbi in un rapporto riservato svelato dal Financial Times a dicembre 2017. Si ipotizzano collusioni tra le Ong e gli scafisti. In effetti, le operazioni navali costano decine di migliaia di euro ed è na-

---

[4] Servizio centrale operativo della Direzione centrale anticrimine della Polizia di Stato sulla criminalità organizzata.

turale chiedersi chi finanzia queste traversate.

Colpisce il silenzio dei contestatori, dei politici, dei missionari e di coloro che manovrano i fili degli aiuti umanitari sulle tragedie che colpiscono i poveri del terzo mondo e la loro disperazione per la mancanza di prospettive per una degna esistenza. L'atrocità perpetrata ai danni di quei popoli ridotti a larve dalla fame e martoriati da decenni di guerre.

Nel 1845, il filosofo Friedrich Engels[5] scrisse che le istituzioni benefiche della borghesia erano una pagliacciata istituite con lo scopo di pubblicizzare l'aspetto apparente della beneficenza, mostrandosi al mondo come dei grandi benefattori dell'umanità. Il business della beneficen-

[5] Wuppertal 1820. London 1895. Filosofo e sociologo. Combatte il dominio della borghesia insieme a Karl Marx.

za ha sempre fatto uso efficace dell'aspetto caritatevole sulle coscienze dei popoli affinché donassero denaro.

La rock star Bob Geldof nel luglio 1985 organizzò un concerto che diventò uno tra gli eventi più grandi della storia del rock: il Live Aid. Il concerto aveva lo scopo di raccogliere fondi da destinare ai poveri dell'Etiopia. L'operazione "Live Aid" fruttò circa 250 milioni di dollari. L'enorme fiume di denaro fu versato nelle mani di associazioni umanitarie, a partire da Christian Aid, ma finito poi nelle mani dei guerriglieri che lo utilizzarono per l'acquisto di armi[6].

Unicef, Wwf, Telethon, Actionaid, Unhcr, Greenpeace, Save The Children, Airc, solo per citarne alcune fra le più conosciute

---

[6] Un'inchiesta della BBC svela che il denaro acquisito dalla Ong finisce nelle mani del movimento ribelle Flpt.

associazioni, fanno uso del fundraising *face to face*[7], cioè di dialogatori in strada per raccogliere fondi.

Ho rintracciato e avuto modo di parlare con due ex dialogatori, una coppia di fidanzati ventisettenni di nome Francesco e Valeria che hanno accettato di parlare con me del fundraising che hanno conosciuto per un paio di anni, dopo aver sostenuto un corso.

Entrambi mi hanno confermato che è un lavoro impossibile da fare; trattati da mercenari, mandati sui marciapiedi giornate intere a raccogliere fondi e ricevere misere retribuzioni. Giovanissimi, pieni di speranze, di orgoglio ma soprattutto di occhi puliti che lavorano per tre euro l'ora senza contratto e a turni pesanti,

---

[7] Raccolta fondi attraverso l'uso del contatto diretto di giovani promotori, chiamati "dialogatori" da strada.

con uno stipendio al di sotto di 400 euro mensili, ma, cosa molto importante, vincolati alla stipula di almeno cinque contratti di adozioni a distanza, se non avessero raggiunto la soglia minima di contratti non avrebbero ricevuto lo stipendio base. Superata poi la quota minima avrebbero percepito quindici euro a contratto.

Durante il corso sono bravi a mostrare solo i lati positivi della faccenda, prospettando ipotesi di guadagni impossibili da realizzare. Ad un giovane che si affaccia per la prima volta nel mondo del lavoro, carico di aspettative e di voglia di riscattarsi in una società che oggi non offre scelte. È facile abbindolarlo e convincerlo che quella che loro offrono sia un'ottima offerta di lavoro. La dura realtà della precarietà giovanile impone di fare scelte non sempre giuste.

Un lavoro massacrante dal punto di vista emotivo perché si tratta di andare a vendere la meschinità della miseria e delle disgrazie dei bambini, in modo falso e ignobile, celato dietro un'apparenze aiuto che poi non arriverà mai, perché dietro quei poveri giovani per strada a fare il *face to face* c'è la perversione, il cinismo di approfittatori spietati interessati solo a fare numeri, ma di umano - i due ragazzi garantiscono - non c'è neanche l'ombra.

«Un caffè al giorno è niente per lei signora; con un abbonamento di soli trenta euro mensili lei toglierà dalla fame questo bambino nella foto, così anche lei si sentirà meglio. Si ricordi, un caffè al giorno». I manager diretti, cioè quelli che addestravano i giovani dicevano di dire sempre che il lavoro lo facevano per umanità, senza ricevere compenso, per fare maggior pena e ottenere una donazione. Se qualcuno domanda a un dialogatore se sia mai stato in Africa a visitare i bambini, deve dire sempre di sì, e deve anche fornire dettagli per rendere più credibile la cosa. Deve dire, semmai, di aver aiutato alla realizzazione di scuole, case famiglia, oppure allo scavo di pozzi per l'acqua, o semplicemente di aver portato medicinali in ospedali da campo. Ma la verità è che nessun dialogatore da strada è mai stato in quei posti a vedere opere compiute. Quelle sono solo operazioni di marketing, che di umanitario non hanno proprio niente. Un mondo pieno di arrivisti esaltati e presuntuosi pronti a vendere la povertà come fosse merce a buon mercato. Macchine da guerra concepite per ottenere risultati: questo sono i dialogatori. Bombardano il potenziale sostenitore a cicli di sessanta secondi fino alla sua capitolazione. Rapido: non deve avere il tempo di pensare, altrimenti non firma più. Una realtà totalmente differente da quella che si crede, per chi crede in tali progetti di sostentamento alla povertà.

Ma non è facile convincere i passanti a sottoscrivere contratti di adozione di bambini a distanza, anche perché la stipula richiede le coordinate del conto bancario.

Il lavoro basato sul sistema piramidale è una truffa perché le prospettive non si realizzano mai. Non esiste meritocrazia ed è solo un inganno perpetrato ai ragazzi che hanno bisogno di un'illusione per andare avanti.

La domanda da porsi è sull'etica: come possono trattare i loro venditori in questo modo enti e associazioni che si occupano di tutela dei diritti umani?

Sulla terra, secondo un rapporto del Wfp (programma alimentare mondiale), ci sono 795 milioni che soffrono la fame, cioè un nono della popolazione totale[8]. Come mai i paesi occidentali che hanno raccolto denaro non si sono accorti che il sistema "donazione" non era adatto a debellare la fame?

Come è potuto accadere che un oceano di denaro donato agli affamati del Sud del mondo non sia riuscito a sfamare neanche

[8] Statistica del World Food Program, l'agenzia delle Nazioni Unite impegnata a combattere la fame nel mondo.

un povero? Il tema di questo libro è proprio quello di tentare di rispondere a queste domande, analizzando coloro che si sono occupati di acquisire, gestire e distribuire quell'oceano di denaro.

Sono tutti convinti che donare sia una cosa buona e giusta: un senso di dovere che si è ormai radicato nelle coscienze.

Nel tempo, il gesto umano del donare è diventato un bene di consumo. Sembrerebbe un paradosso ma gli aiuti umanitari hanno prodotto risultati opposti a quelli che si presupponevano, aumentando la povertà è rallentata la crescita. Un disastro irrefrenabile che miete milioni di vittime sotto gli occhi indifferenti delle organizzazioni che avrebbero come scopo esclusivo quello di porre fine alla miseria. L'idea politica di ridurre la povertà con gli aiuti umanitari è stata un fallimento. Le prospettive dei paesi poveri di migliorare l'indipendenza non vanno ricercate negli aiuti indiscriminati e senza pianificazione da parte dei paesi benestanti. Solo nell'Africa subsahariana ci sono 239 milioni di poveri su un totale mondiale di 870 milioni[9].

[9] Rapporto dell'Organizzazione delle Nazioni Unite.

Adozioni a distanza

Adottare un bambino a distanza che vive dall'altra parte del mondo è un'azione che andrebbe presa con le dovute cautele. È una formula superata perché causa problemi discriminanti nella popolazione locale di bambini esclusi dall'adozione, ma anche perché tende a ripercorrere lo stereotipo dei bambini del Terzo mondo che sono sempre poveri e dipendenti dai paesi ricchi.

Accade spesso che ci si ritrovi ad adottare l'associazione di beneficenza piuttosto che un bambino povero. Da una ricerca diffusa da Eurisko del 2013 si legge che il settantuno per cento degli italiani dichiara di non voler adottare un bambino a distanza per mancanza di fiducia nelle associazioni che vi operano, e il sette per cento addirittura le reputa una truffa. Chiede trasparenza sulle attività gestionali degli enti il sessantuno per cento degli intervistati, mentre il quattordici per cento non vuole proprio sentirne parlare per aver perso la fiducia.

Le adozioni internazionali costituiscono un importante mercato che, considerata la scarsa regolamentazione e i forti guadagni, ha attirato trafficanti di bambini e persino pedofili. È possibile andare in Huganda, in Congo, in Bulgaria, in Russia, in Thailandia a comprare un bambino e tornarsene a casa senza alcuna documentazione[10].

L'associazione internazionale Aibi, Amici dei Bambini, il presidente Marco Griffini (banchiere di Matteo Renzi), la moglie Irene Bertuzzi e la figlia Valentina Griffini sono stati denunciati dalla Procura antimafia per associazione per delinquere aggravata (art. 416 bis) e maltrattamento di minori continuativo, corruzione, favoreggiamento all'immigrazione clan-

[10] *The Opperman report* di Ed Opperman, investigatore privato, conduttore radiofonico americano.

destina, produzione di documenti falsificati e per aver coperti alcuni pedofili. In sostanza si avvalevano di loschi personaggi di Goma nel Congo per rapire i bambini e venderli a genitori italiani.

In India è stato documentato un racket di rapimenti di bambini per adozioni proprio da un'agenzia di adozioni internazionale - di cui non si conosce il nome - che vendeva i bambini a coppie straniere a ventitremila dollari l'uno[11].

Secondo Peter Gleason, un ex agente di polizia di New York, il problema del traffico di bambini è noto da molti anni, e dietro ci sono sempre le organizzazioni che si occupano di adozioni internazionali.

---

[11] Notizia divulgata da Firstpost, notiziario indiano.

La New Life Children Refuge, una Ong di adozioni internazionale nel 2010, dopo il terremoto di Haiti rapì molti bambini dichiarati falsamente orfani da cedere in adozioni a genitori consapevoli in cambio di denaro.

Dice Opperman che ci sono poi pratiche illegali di genitori pentiti di aver adottato dei bambini e che non vogliono più tenerli e che cercano di smerciarli ad altri genitori disposti ad adottarli.

Nello Utah (Usa) per esempio, non ci sono regole per gli adempimenti burocratici, e le agenzie creano uffici in quel Paese proprio per ottenere con estrema facilità bambini a poco prezzo e poterli piazzare a coppie desiderose di sentirsi genitori, ignare delle tragedie e delle sofferenze che si portano dietro quei bambini.

Adozioni a distanza vendute, cedute, barattate da associazioni ad altre associazioni. Onlus che finanzia l'ISIS con il denaro incassato dalle adozioni di bambini siriani a distanza[12]. Fundación Intervida un'associazione umanitaria con sede in Spagna ma con filiali anche in Italia, Francia, Giappone e Usa ha dirottato la bellezza di quarantacinque milioni di euro destinati ai bambini poveri su conti personali dei vertici dell'azienda per risanare il dissesto finanziario. Queste sono solo alcune delle motivazioni per cui sono diminuite le donazioni alle associazioni che si occupano di adozioni di bambini a distanza.

[12] Erin Siegal Mc, giornalista e scrittore. Ha ottenuto alcuni dossier dall'ambasciata Usa in Guatemala che dimostrano le vendite di bambini.

Cosa fare dunque per assicurarsi un'adozione a distanza che garantisca un reale sostegno al bambino, almeno in parte? Sarebbe utile poter analizzare il criterio della suddivisione del denaro, cioè delle percentuali di denaro che trattengono per il loro sostentamento e quelle che realmente giungono, se giungono, nelle mani di chi si occupa in loco del bambino; un'altra cosa utile sarebbe quella di poter leggere la pubblicazione del "bilancio sociale": cioè di una relazione riepilogativa dettagliata su cui riportano le donazioni ricevute, le spese sostenute per la gestione e il dettaglio di come hanno utilizzato il denaro. Un'associazione che espone annualmente e in modo chiaro e dettagliato il flusso di denaro incassato, gestito e usato per gli scopi che si prefigge è una chiara dimostrazione di trasparenza.

Il quotidiano Chicago Tribune nel 1998 decise di fare un'inchiesta per portare alla luce gli aspetti oscuri di questa formula di solidarietà. Alcuni giornalisti, camuffandosi, adottarono dodici bambini a distanza con quattro famose associazioni internazionali (Save the Children, Childreach, The Christian Children's Fund e Children International). Per ben due anni versarono le quote mensili, si fecero mandare le foto dei bambini, le lettere, come fanno normalmente i sostenitori. Senza darne avviso alle agenzie, ad un certo punto partirono per vedere da vicino la realtà. Il giornalista che andò in Mali scoprì che il bambino a cui inviava il sostentamento era morto da due anni.

Ma, la cosa strana, era che riceveva regolarmente le foto e le lettere nelle quali si diceva che era in perfetto stato di salute. Gli altri giornalisti videro i bambini ma si resero conto che quello che avevano ricevuto dalle agenzie era ben poco. Addirittura molti bambini non erano nemmeno a conoscenza di essere stati adottati a distanza[13].

A partire dagli anni novanta cominciarono a dilagare le polemiche su questo modo di fare beneficenza. Piombarono critiche dai sostenitori che iniziarono a bloccare le donazioni. La stampa internazionale, a partire dal Chicago Tribune, si occupò del business e della pubblicità ingannevole facendo emergere i lati oscuri che fino a quel momento nessuno conosceva. Si scoprì

[13] Inchiesta durata tre anni del giornale *Chicago Tribune* del 1998.

che alcune agenzie con disinvoltura facevano i disegni e scrivevano le letterine che avrebbero dovuto fare i bambini. Si leggevano, sui comunicati che divulgavano le associazioni, di false storie di sostenitori che si recavano spesso a trovare i bambini e a vedere da vicino i progetti realizzati. Peter Stalker[14], un noto scrittore britannico dichiara che l'adozione a distanza è il modo più rapido ed efficace per raccogliere fondi senza spenderli. Dice che è un vero fallimento puntare all'assistenza di bisognosi piuttosto che investire nell'auto sviluppo.

Nonostante l'insoddisfazione crescente, si aggiunge la delusione dei donatori che hanno versato denaro alle agenzie che si sono poi rivelate essere poco serie.

---

[14] *International Migration,* New International Pubblications Ltd, Oxford, 2008.

Nessuno verifica il rispetto dei principi di queste agenzie non-profit, lasciando a ogni singola associazione la libertà di autoregolamentazione.

La gente è stanca di dover dubitare di questa miriade di organizzazioni non governative che garantiscono di occuparsi di operazioni umanitarie di ogni tipo e per ogni disagio sociale.

Il donatore si aspetta la comunicazione col bambino, un legame che si concretizzi, invece il bambino è morto da anni, e lui continua a versare il contributo. Accade che per motivi di impraticabilità col paese lontano, ma soprattutto per limitare le spese, anziché scattare le foto, recuperare i biglietti dei messaggi e recapitarli ai donatori, scelgono di fare questo lavoro in agenzia, prelevando foto da cataloghi creati apposta per l'occasione e, pagando una piccola somma ai membri dell'associazione per fare il disegnino al posto dei bambini, senza tanti preamboli, ingannando il donatore. In questo modo si censura ogni rapporto, evitando che il bambino possa comunicare al donatore aspetti che potrebbero nuocere all'Ong.

Questo fenomeno di falso ideologico, truffa e inganno perpetrato ai danni del povero donatore ha raggiunto livelli molto alti di crescita. In effetti, sono davvero poche le Ong di cui ci si può fidare.

Forniscono informazioni sui donatori e sulle quote che essi versano, ma non si hanno mai notizie concrete sugli sviluppi di progetti o programmi rivolti ai bambini adottati che ricevono le donazioni. Si leggono solo storie unilaterali, a dette delle Ong, e senza la possibilità di riscontri concreti verificabili sui luoghi dove risiedono i bambini. Oppure si sentono testimonianze di donatori che si sarebbero recati sui posti per verificare le condizioni e gli aiuti ai bambini e sarebbero rimasti emozionati nel riscontrare progetti portati a termine.

Quale motivo convince la stampa e la televisione a fare silenzio sui progetti in loco? Si teme forse che l'intero sistema venga coinvolto e scatenerebbe uno scandalo, e un rifiuto totale da parte dei donatori, che già vivono con i dubbi.

Non vi è dubbio che l'adozione a distanza è una formula vincente per portare denaro nelle casse delle Ong perché va a colpire fortemente la sensibilità umana.

La Doxa[15] ha effettuato una ricerca a proposito e ritiene che in Italia ci siano almeno due milioni di donatori che devolvono una somma media annua che va dai 250 ai 300 euro, movimentando un volume di 500/600 milioni di euro[16].

Troppo denaro nelle mani di associazioni senza che lo Stato possa controllarne i flussi è un errore che non può più essere tollerato.

Queste società si sono autoregolamentate, perché lo Stato glielo ha permesso. Ma dove non c'è un organo esterno che controlla non c'è controllo, non c'è certezza di niente. Gli italiani da decenni chiedono una legge dello Stato che

---

[15] Azienda di ricerche e analisi di mercato.
[16] Ricerca che ha analizzato le donazioni effettuate dagli italiani nel 2017.

regoli in modo trasparente questo settore, che ad oggi è una giungla.

L'associazione Intervida in Spagna, una decina di anni fa fu coinvolta in uno scandalo di enormi proporzioni, su irregolarità sulla gestione di fondi raccolti da 340 mila sostenitori. In pratica quaranta milioni di euro raccolti e destinati ai bambini, vennero invece utilizzati per pagare i debiti della società[17]. Intervida Italia, nell'occasione invia ai propri sostenitori una comunicazione sostenendo di essersi dissociata da Intervida Spagna. Per risultare più convincente dichiarò di aver sospeso le adozioni in America Latina. Quindi nessuna notizia più per i bambini già adottati e nessuna informazione

[17] La Procura di Barcellona apre un'inchiesta per appropriazione indebita sui fondi di Intervida destinati ai bambini.

sul denaro già versato da anni. Incredibile! Interrompere la fornitura di notizie relative ai bambini in fase di adozione, senza fornire nessuna spiegazione neanche riguardo a tutto il denaro precedentemente versato dai donatori.

Ma davvero si può pensare che un gesto d'amore verso un bisognoso possa aver valore? Se in cambio bisogna accettare di credere anche alle menzogne, allora sì, ne vale la pena.

Se i donatori sapessero

Esaurite le erogazioni di finanziamenti per i progetti di cooperazione, le maggiori Ong si sono indirizzate all'emergenza. Maggior afflusso di denaro in tempi più brevi, perché è proprio il tempo ad esaurirsi velocemente. La maggior parte di queste organizzazioni crea di proposito le premesse per rendere il territorio un'emergenza, così arrivano subito i soldi.

In Africa ci sono le basi mobili delle più importanti associazioni non-profit. Ci sono le tende delle sedi delle agenzie collegate, gli enti. Si occupano di cooperazione sul campo; forniscono supporto ai poveri che vivono i problemi di fame, di sete, di guerriglie e di violenze quotidiane.

Questo in teoria. Ma la realtà è ben diversa. Questi luoghi sono pieni zeppi di occidentali volontari affaccendati in operazioni che definirei inutili. Sprechi di ogni tipo sotto gli occhi di tutti.

Si vedono luccicanti fuoristrada da 100 mila euro lasciati in moto a consumare carburante per ore ed ore: per conservare all'interno del veicolo il clima fresco. Oppure viaggiare tra una base e un'altra, tra una festa e un ricevimento, tra un pranzo e una cena.

Vedere persone che si ubriacano, che ballano come imbecilli in preda al delirio della droga non è certamente uno spettacolo umanitario. Da persone che sono lì per fare del bene, pagati per sostenere i disagiati, per dare conforto e sicurezza ai bisognosi è davvero vomitevole. Assistere a scempi economici di questo tipo è un po' come beffeggiarsi del denaro messo a disposizione per motivi del tutto differenti. La mancanza di delicatezza, di rispetto e di coscienza nei confronti di coloro che sperano di contribuire col proprio atto di donazione a una causa nobile per la sensibilità umana.

Fa rabbia il clima strafottente che si sente nell'aria tra gli operatori, gli assistenti, i manager, funzionari, diplomatici, consulenti, militari, infermieri, autisti, guardie, cuochi, insomma tutti quelli che starebbero lì per portare aiuto umanitario, in un modo o in un altro. Sesso facile per tutti: è un po' come nei club privè dove champagne a fiumi, vassoi con strisciate di cocaina e la musica che rimbomba, si perde il buon senso, semmai ce ne fosse stato.

Il fatto che a pochi passi da quelle tende c'è una realtà ben diversa, fatta di fame, di morte, di mancanza di beni di prima necessità come la penicillina, l'acqua potabile e un pezzo di pane non bastano per rendere un po' più umani quegli umani che stanno lì proprio per trovare soluzioni per risolvere quei problemi.

Ma chi sono i veri poveri? Siamo sicuri di essere la razza che domina il mondo? Qual è la linea di confine che divide il bene dal male? La coscienza umana esiste veramente?

A chi veramente serve tutto questo?

Dagli anni settanta sono stati investiti 300 miliardi di dollari in aiuti umanitari, ma oggi i bisognosi sono arrivati a venti milioni. Il solidarismo degli aiuti umanitari è stata una prova drammatica dell'insuccesso di un sistema che sembra aver sortito come unico effetto la paralisi economica del continente africano, la moltiplicazione di conflitti tra bande affamate dei dollari umanitari, la lievitazione incontrollata della corruzione. Tutto sembra dimostrare che la solidarietà non aiuta ma fa danni, «l'idea che gli aiuti possano alleviare la povertà strutturale dell'Africa. Alla fine, gli aiuti sono diventati una merce culturale, un accessorio elegante da sfoggiare nelle serate di gala.

E così, con l'avallo dei leader del pianeta e l'accompagnamento ad alto decibel delle grandi icone pop, gli aiuti continuano a essere un incontrollato disastro politico, economico e umanitario per la maggior parte del mondo sottosviluppato[18]. È chiaro quindi che il marcio è dentro il sistema.

Campi profughi diventati luoghi stabili per manovre oscure tra Ong e bande locali

---

[18] Dambisa Moyo, *Dead Aid,* Ferrar, Strauss and Giroux, 2009.

di sciacalli, dove ci si scambiano merci, armi, droga. Governi corrotti che fanno le creste sugli aiuti provenienti dai paesi benestanti, funzionari di Ong corrotti che pretendono mazzette per i lasciapassare delle merci. Le bande che si spartiscono il denaro delle donazioni. Si innesca un meccanismo vizioso che alla fine attira ulteriori aiuti internazionali, sui quali si lanciano come avvoltoi.

Il sottobosco delle Onlus è spaventoso, pullula di associazioni di beneficenza, che spesso di beneficenza non si occupano. Ottengono il cinque per mille della dichiarazione dei redditi dei lavoratori italiani. Un atteggiamento vergognoso da parte dello Stato che permette lo scempio di questo fiume di denaro, senza controllare.

Bed&breakfast che hanno ottenuto finanziamenti facendo risultare centri di accoglienza, case d'appuntamento camuffate da circoli ricreativi per anziani, impianti sportivi da golf esclusivi. Tutti che prendono denaro: si va dall'Accademia della Crusca che coltiva la lingua italiana alla Fondazione Italiana del Notariato che si occupa di migliorare la qualità culturale dei notai. Si va dalle associazioni dei cani randagi a quelle dei gatti randagi. Poi si passa alle fondazioni di rinnovamento dello Spirito Santo, alla Federazione Italiani Amici della Bicicletta Onlus, a quella che unisce atei e agnostici, a quella dei diritti civili, dall'associazione che cura i nomadi, all'asilo del cane. Migliaia di avvoltoi lanciati sulla carcassa di un miliardo di euro, con i becchi ricurvi a strappare pezzi di carne ai poveri Italiani che faticano a pagare le tasse.

Haiti, devastato dal terremoto nel 2010, è la prova vivente di cosa ha davvero significato la macchina delle associazioni.

L'Airc, l'associazione italiana per la ricerca sul cancro: un'enorme macchina raccoglitrice di denaro, che tra donazioni private, lasciti di immobili e cinque per mille raccoglie 100 milioni di euro. Peccato che solo la metà - se tutto va bene - viene utilizzato per la ricerca. Insomma una cinquantina di milioni che se ne vanno in spese di gestione e pubblicità.

Fare affari è meglio che fare prevenzione, questo è il motto delle associazioni che si garantiscono cure a malattie inguaribili che sono piaghe della nostra società. Spese assurde vergognose che assorbono gran parte del denaro ricevuto dalle donazioni dalle singole persone che ci credono. Investimenti in titoli di Stato o in altre speculazioni economiche col denaro della carità.

Come possono gli stipendi stratosferici dei manager delle Ong a giustificare le loro missioni nella lotta alla povertà? «Prima mi chiedi la carità per aiutare i bisognosi e poi con i miei soldi ti appioppi uno stipendio da capogiro, viaggi in una jeep lussuosa, voli in prima classe e dormi in hotel a cinque stelle? Ma la coerenza dov'è?» Si è perduto il senso della modestia, della sobrietà che sia conforme all'esigenza della misura del proprio stile di vita. Invece abbonda il lusso a dismisura, la vita di eccessi in ogni genere che fanno pensare molto prima di fare una donazione, soprattutto prima di fidarsi di queste associazioni con dentro uomini del genere.

La buonuscita del segretario generale di Amnesty International Irene Khan che ammontava a 600 mila euro e quello della sua vice Kate Gilmore a 360 mila[19], mette in luce chiaramente cosa significa il denaro per le associazioni di beneficenza.

[19] Enrico Franceschini, *La Repubblica*, *Economia*, 10 dicembre 2003.

La Croce rossa

La Croce rossa è abituata ad essere coinvolta in operazioni scandalose per truffa o depistaggio di denaro. Già ai tempi dell'11 settembre svariate centinaia di milioni di dollari destinati ai sopravvissuti e ai familiari delle vittime vennero deviati nelle casse della Croce Rossa in modo ingannevole e vigliacco nei confronti delle 2974 vittime che persero la vita nelle Torri Gemelle[20].

La Croce rossa ha la faccia tosta di sorridere davanti alle accuse di truffa, perché è proprio nel DNA dell'associazione che lo scandalo attecchisce e procede nella corsa verso il dio denaro. A partire dalle politiche razziste perpetrate continuamente nei confronti degli Afroamericani.

Non si capisce la causa per cui la Croce rossa, un'associazione non-profit, sebbene avesse una storia dubbiosa e piena di scandali, continuasse ad essere leader nelle iniziative umanitarie. Avrebbe dovuto lasciare il posto ad associazioni molto

[20] www.wikipedia.org.

più efficienti, invece di restare inerte, come se ne avesse accampato il diritto. Sarà perché ha radici di connivenza con i repubblicani statunitensi e con alcuni colossi delle aziende farmaceutiche. È gestita esattamente come una multinazionale del profit, affamata di finanziamenti e donazioni.

La Croce rossa canadese ha ammesso, finalmente, di aver distribuito sangue infettato da Hiv e da epatite C negli anni ottanta. Questo ha provocato l'eliminazione dell'associazione in Canada dalla gestione del sangue. Negli Usa purtroppo non è accaduto.

Contabilità all'acqua di rose, furti di denaro dalle casse interne, pubblicità ingannevole, denaro offerto da donatori e disperso per futili motivi la Croce rossa ne è piena di questi imbarazzanti trofei. Ma la politica americana attenua le critiche e mette tutto a tacere. Questo è esattamente un fallimento per l'immagine pubblica americana, ma a quanto pare, ne vanno anche fieri.

Durante i soccorsi per l'uragano Katrina, la Croce rossa venne espulsa dalla zona di intervento perché, secondo il New York Times, il gruppo aveva fatto false promesse di destinazione di denaro ottenuto dalla raccolta fondi, che per l'uragano riuscì a ottenere donazioni per l'incredibile somma di un bilione di dollari[21].

È ridicolo come nel più ricco paese del mondo possa esserci un'organizzazione così truffaldina, che per la condotta sfaccia-

---

[21] Joe Allen, *La scandalosa storia della Croce Rossa*, Arianna Editrice, 2005.

ta, abbia messo in imbarazzo finanche la Casa Bianca.

Ad Haiti, per il terremoto, l'organizzazione è riuscita a incassare la somma più alta tra tutte le Ong: 500 milioni di dollari. Ebbene, non è stata capace di dare nemmeno la casa ai 130 mila senzatetto a cui aveva promesso di dare. «È riuscita a dissipare una montagna di denaro, facendo l'interesse esclusivo dei loro funzionari, piuttosto che occuparsi dei bisognosi, che erano il motivo per cui avevano ricevuto donazioni. È stato deprimente il nostro intervento ad Haiti», ha dichiarato Lee Malany, il responsabile del programma per i rifugiati della Croce rossa ad Haiti.

Quando la Onlus ProPubblica intervista la Croce rossa (ARC) sui risultati ottenuti dopo cinque anni dal terremoto ad Haiti, riceve un netto rifiuto a rispondere. Jean Flaubert, uno che tiene i rapporti tra l'organizzazione e Haiti risponde: «L'ARC è capace di lavorare solo per se stessa»[22].

Venendo alla CRI italiana, non luccica certo per trasparenza. La Corte dei Conti accende per l'ennesima volta i riflettori sull'associazione. quattordici milioni di buco in bilancio: sprechi, inefficienze, scandali, consulenze inutili, parentopoli. La CRI è stata commissariata ventiquattro anni su trentaquattro. Hanno avuto il coraggio di trafugare i pacchi di Natale destinati ai terremotati dell'Abruzzo. Accuse vergognose sono state mosse nei con-

[22] Inchiesta di ProPubblica (giornale online statunitense senza fini di lucro, fondato nel 2007). Questa inchiesta gli fa vincere il prestigioso premio "Pulitzer".

fronti della Cri. Attribuzione ai dipendenti di emolumenti non dovuti, eccesso di consulenze esterne, mancanza totale di trasparenza, assenza di rendiconti, reclutamenti ombrosi. Convenzioni in Lazio e in Puglia troppo costose, gestione di ambulanze in appalto a privati, alto costo del personale, servizi di pronto soccorso e trasporto infermi troppo costosi, l'esistenza di 600 comitati inutili e dispersivi. Figli e figliastri nella CRI hanno scellerato troppo denaro.

Bombole di ossigeno fuori norma, ambulanze sporche di sangue. Una vergogna tipica italiana dello sperpero, quando i funzionari sono degli incapaci nel mettere ordine nelle file inferiori, dove vige il caos totale della negligenza, a partire dal presidente Francesco Rocca con la sua smisurata voglia di poltrona e uomo vicino a "mafia capitale" nella persona di Massimo Carminati[23].

Cosucce non di poco conto, se vogliamo dirle per come stanno. Un ritratto pittoresco quello della CRI di Rocca, che ha fatto molto discutere per la sua smania di protagonismo, assolutamente non consona al ruolo che ricopre. Egli rappresenta il lato povero di contenuti della CRI. In un contesto lavorativo della CRI, nel quale migliaia di volontari prestano la loro opera senza prendere nemmeno un euro, il grande Francesco Rocca guadagna più di 200 mila euro l'anno, più altri 120 mila di missioni. I tre capi dipartimentali guadagnano 150 mila euro l'uno e il direttore generale altri 200 mila. Se la CRI fosse

[23] Assemblea, Camera dei Deputati, Seduta del 20 novembre 2015.

stata un'azienda privata sarebbe fallita dopo sei mesi dall'apertura.

Un ente, insomma, che svende il proprio patrimonio immobiliare non è un grande ente.

Greenpeace

Un gruppo di ambientalisti fanatici è riuscito a creare un impero da 175 milioni di euro. Scarsissima trasparenza emerge dalla pubblicazione dei bilanci, sull'impiego effettivo e specifico dei fondi raccolti. La sede italiana dell'associazione nel

2015 ha raccolto circa otto milioni di euro dal cinque per mille. Il trentacinque per cento di tale somma la sperpera per raccogliere denaro. Un milione e 270 mila per spese amministrative. Un milione e mezzo per lo stipendio dei cinquantadue dipendenti (altro che volontari). Per lo stipendio dei funzionari l'agenzia non fornisce dati. Evidentemente non vogliono far uscire scandali per paghe faraoniche.

Alla fine resta poco o niente per le attività per cui si battono con tanto vigore.

Il settimanale *Der Spiegel*[24] ha dichiarato che Greenpeace ha giocato e perduto in borsa circa quattro milioni di euro; ed è proprio la stessa associazione a confermarlo. Che delusione per i donatori aver

---

[24] Rivista settimanale tedesca con la maggior tiratura in Germania.

scoperto che i loro soldi non sono serviti per la salvaguardia ambientale del pianeta ma per fare giochetti in borsa. Il regista irlandese Magnus Gudmundsson fece un documentario nel 1993, nel quale disse: «Greenpeace si presenta come un'associazione per la difesa dell'ambiente, in verità è una multinazionale che cerca potere politico e denaro». Il documentario portò alla luce l'esistenza di conti bancari su cui transitarono alcuni milioni di dollari dei funzionari di Greenpeace provenienti da donazioni. Il settimanale Spiegel svelò anche che l'associazione faceva uso di alcune società tedesche per depistare un giro enorme di denaro nel silenzio dell'anonimato.

Operazioni finanziarie molto discutibili che misero in grande imbarazzo i vertici della Ong. Se vuoi che la gente faccia donazioni devi sconvolgere, spaventare, devi dimostrare di andare controcorrente.

Greenpeace, in verità, è molto brava negli assalti alle navi in cerca di petrolio, alle piantagioni transgeniche; insomma è brava nell'uso della spettacolarizzazione. Slogan aggressivi completano l'opera per apparire dalla parte della salvaguardia della natura. Tutto questo per veicolare la pubblicità ad effetto. Un impatto di questo tipo raggiunge l'interesse della stampa e della televisione mondiale. È questa la forza di Greenpeace, la capacità di dare notizie bomba. Su questo ha costruito un vero e proprio impero con sedi in cinquantacinque paesi nel mondo e un giro d'affari di 300 milioni di dollari. Greenpeace Fundation,

Inc. è un'organizzazione creata esclusivamente per raccogliere fondi, ed è proprio per questo che sorgono molti dubbi sulla bontà di questa Ong che rendono il percorso delle raccolte fondi ancora più ombroso di quanto non lo fosse già. Il potere decisionale della holding è nelle mani dei dodici votanti, che per ottenere il diritto al voto devono riuscire a versare il ventiquattro per cento dei fondi che raccolgono alla Greenpeace ID Germany.

L'ex direttore della Greenpeace norvegese Bjorn Okern ha dichiarato: «In Greenpeace non esiste la democrazia, è una struttura piramidale, dove tutto viene deciso al vertice, esattamente come avviene negli eserciti militari. È un sistema tipo fascista. Chi crede che il denaro raccolto da Greenpeace sia utilizzato per ciò di cui si batte si sbaglia del tutto. Viaggiano in prima classe e fanno la bella vita con i soldi delle donazioni; il motivo per cui si occupano delle balene è perché ci si fanno i soldi». Okern fu cacciato da Greenpeace perché voleva trattare pubblicamente i metodi di gestione interna[25].

L'ufficio delle tasse canadese che si occupa delle concessioni ha dichiarato che l'attività di Greenpeace impoverisce la gente e non merita benefici pubblici. In pratica in Canada l'organizzazione non ha ottenuto il riconoscimento di opera caritativa senza scopo di lucro. Il governo ha dichiarato che Greenpeace non può ottenere la registrazione perché i suoi obiettivi e le sue campagne sono finalizzati al cambiamento dell'opinione pubblica e non alla

---

[25] R. Cascioli e A. Gasparri, *Le bugie degli ambientalisti*, Piemme, 2004.

difesa dell'ambiente, visto che non ottiene alcun effetto migliorativo su di esso. Nonostante le difficoltà riscontrate in Canada, per ben quattro volte ha tentato espedienti per farsi registrare come associazione caritatevole per ottenere i benefit riservati alle Onlus.

Quindi lo slogan di Greenpeace che va ripetendo in tutto il mondo da sempre che recita: «Per mantenere la nostra indipendenza, non accettiamo donazioni da governi e aziende, e possiamo contare solo sui sostenitori individuali» è solo perché la holding non dispone di fiducia, visto la situazione in Canada, per esempio.

Patrick Moore, uno dei fondatori di Greenpeace, che lasciò la sua organizzazione nel 1986 perché aveva perduto, già allora, l'interesse per la salvaguardia dell'ambiente, e quindi non perseguiva più valori e ideali per cui era nata, l'ha recentemente accusata di crimini contro l'umanità, ed è sorpreso che c'è chi crede che il movimento ecologista, ancora oggi, abbia a cuore le sorti del pianeta.

Greenpeace salva il mondo? No, salva se stessa. Scoop ripresi da videocamere solo con lo scopo di dimostrare di essere alle prese nella difesa delle balene e dell'ambiente.

Se a Greenpeace togliamo gli slogan di spettacolarizzazioni, che sono uniche nel suo genere, non è che resta molto. Più che dedicarsi a programmi per la salvaguardia delle specie animali in via di estinzione, è nota per gli slogan spettacolari e tecniche aggressive che *acchiappano* molto l'opinione pubblica sensibile all'ambiente. Questo modo di fare ottiene molta apparenza sui mezzi di comunicazione di massa. Sulla base della capacità di "fare notizia" e alla forte spregiudicatezza Greenpeace ha costruito un vero e proprio impero finanziario che incassa 200 milioni di dollari ogni anno.

Legambiente

Legambiente si autodefinisce "apolitica" cioè che non ha legami con nessun partito politico.

Spiego in pochissime parole il motivo per cui Legambiente non può essere definita un'associazione ambientalista: Ermete

Realacci, l'esponente del PD, presidente dell'associazione e componente della Commissione sull'ambiente, presidente della fondazione Symbola, vicepresidente di Kyoto Club, associazione non-profit. Comproprietario di Ambiente Italia e di Azzero Co2. Ma non vi sembra un eccesso di conflitti di interesse? Intrallazzi politici in cui Ermete Realacci si prende il meglio del meglio per quanto riguarda l'ambiente. È vietato dalla legge che una Onlus possa detenere partecipazioni in grado di garantire il controllo di società di capitali, pena la perdita della status stesso di Onlus e delle conseguenti agevolazioni fiscali[26]

Sorgenia è la società che costruisce Turbogas e Legambiente fa parte del grup-

---

[26] Ugo Minneci, docente Diritto commerciale all'Università degli Studi di Milano.

po, per cui già solo questo è un enorme conflitto e incompatibilità tra difesa ambientale e enti-ecologia. Altro che ambientalisti!

Poca salvaguardia e tanta avidità che gira attorno all'ambiente. Speculazioni sfacciate e ingannevoli permettono l'arricchimento di associazioni create per la salvaguardia ambientale, che invece si occupano solo di fare cassa. Lobby legate alle industrie del settore delle fonti rinnovabili. I legami tra Legambiente e il mondo economico rende questa associazione un ridicolo atto teatrale che nasconde una macchina per fare soldi. Legambiente è colpevole di aver contribuito al rincaro delle bollette energetiche di tutti gli italiani. I vertici di Legambiente, ma anche delle società e di altre organizzazioni e fondazioni ad essa collegate - attraverso Ermete Realacci - sono degli interlocutori privilegiati del Ministero dell'ambiente e del Ministero dello sviluppo economico attraverso gli appoggi del Partito Democratico. Gettando la rete del nuovo partito politico Green Italia, Realacci rafforza ulteriormente i legami tra l'ambiente e la politica. In questo partito ci sono molti componenti di Legambiente, il vice di Kyoto Club, il presidente di Azzero Co2, e qualcuno di Symbola. Insomma tutti personaggi politici, vertici di aziende riconducibili a Realacci.

Una holding con molte facce, questo è Legambiente. Sorgenia, Eternet Free1, Eternet Free2, Eternet Free7, Qualenergia servizi editoriali, Azzero CO2, Esco Lazio, Menowatt GE, Gruppo Cir della famiglia De Benedetti, Vivilitalia turismo, Solaria, La Nuova Ecologia editoriale, Car Sharing Italia (appena chiusa per troppe perdite), Ambiente Italia. Una Onlus che fa impresa esattamente come un'azienda. Non può farlo però con i soldi dei donatori.

Legambiente è un'alleata degli anti-ambientalisti piuttosto che nemica.

Continui conflitti di interessi ridicolizzano Legambiente: Lorenzo Partesotti voleva costruire un impianto nelle campagne di Bologna, presentando uno studio prodotto da Ambiente Italia, la società partecipata da vertici di Legambiente. Anche in Toscana con la Armellini che era funzionaria Onlus che però chiedeva l'approvazione di un impianto eolico. Anche la Novamont che produce i sacchetti compostabili entra in conflitto con Legambiente. Ridicolezze tipiche italiane. In Basilicata, il progetto nel comune di Banzi per un impianto solare termodinamico ha ottenuto una netta e ferma opposizione dalle associazioni ambientaliste lucane, come il Wwf, contro l'installazione sui terreni agricoli. Allora Legambiente cosa ha fatto? Ha firmato un'intesa con la società interessata all'installazione della centrale, dando un messaggio forte di appoggio alle attività di insediamenti termoelettrici.

Il comune di Carrara in Toscana, nella persona di Marco Tonelli accusa Legambiente di aver intenzionalmente omesso i dati di una valutazione, rendendo l'elaborato fasullo e privo di qualunque valore. Aggiunge che è inammissibile che un'associazione responsabile possa aver modificato i valori creando l'effetto opposto a quello che la valutazione avrebbe dovuto indicare.

Telethon

Telethon nasce negli Stati Uniti, dove si decidono le sorti del pianeta con le multinazionali, anche farmaceutiche.

Elso Merlo[27] ha registrato un video e lo ha diffuso, suscitando un mare di polemi-

[27] Giornalista.

che. Muove accuse pesanti a Telethon perché nonostante avesse raccolto dal 1999 a oggi miliardi di euro, nello stesso tempo nessuna malattia è riuscita a debellare, e i malati di distrofia muscolare sono più numerosi di prima[28].

La macchina Telethon mobilita la popolazione e raccoglie molti più soldi rispetto ad altre terribili malattie, che coinvolgono migliaia di malati in più. Inoltre i pazienti vengono illusi con false speranze di progresso verso soluzioni di terapia genica che nella realtà non vengono raggiunti mai in quanto non sembra essere la buona strategia per curare le malattie genetiche. Il fiume di denaro che viene raccolto è tanto e fa gola a chi possiede le chiavi dei conti bancari su cui viene de-

[28] Video registrato da Elso Merlo e mandato in onda su *Rete Canavese*, di cui egli è direttore responsabile.

positato. L'utilizzo di così tanto denaro dovrebbe essere deciso da un comitato scientifico che non sia sottomesso ad eventuali interessi.

In Italia si è visto un aumento di malattie genetiche e anche quelle rare che interessano cinquantamila pazienti bambini. Insistere con la sperimentazione animale senza cavare un ragno dal buco. Bambini strumentalizzati, ingannati da una speranza che non arriva. Allora è un business che alimenta se stesso? Molti accusano la holding di fare vivisezione quando è dimostrato che non è indispensabile sperimentare su animali perché non viene rispettato il valore della vita. Inoltre nessun testo scientifico dimostra i benefici di questa tecnica. Il professor Marc

Peschanski[29], ha dichiarato: «Enti caritativi e fondazioni hanno le sembianze di organizzazioni lodevoli per il fatto che destinano il denaro raccolto da donatori a giuste cause umanitarie. Ma la verità è tutt'altra: i funzionari hanno stipendi faraonici e rimborsi spese incredibili. Viaggiano solo in prima classe, o addirittura su aerei privati, soggiornano in hotel a cinque stelle e mangiano in ristoranti di estremo lusso, hanno uffici in posizioni di lusso grazie alle donazioni». Anche il professor Jacques Testard[30] ha fatto dichiarazioni sconcertanti su Telethon: «La gente pensa di donare denaro per la cura ma la cura non è efficace. Dopo venti anni di questa grande "fiera televi-

---

[29] Neuropsicologo francese. Esperto in malattie neurodegenerative e cellule staminali.
[30] Biologo francese di fama mondiale. Direttore di ricerca presso l'Istituto Nazionale della Sanità e della ricerca medica.

siva" Telethon non ha salvato nemmeno un bambino»[31].

Telethon ha connivenze con lobby farmaceutiche, altrimenti non si spiega il fenomeno di alcuni pazienti che assumono dei farmaci dal costo elevatissimo e la malattia non si ferma.

Durante la maratona televisiva del 2014, alcune Onlus, alcune Ong e tantissimi animalisti hanno protestato davanti agli studi della Rai di Roma. Le proteste erano rivolte all'inutilità degli esperimenti su animali, ma anche sul fatto che la Rai si prestasse a fare questa maratona ignobile per un servizio pubblico. Inoltre hanno protestato contro la mancanza di trasparenza della destinazione dei soldi e contro una serie dispersiva di progetti por-

---

[31] A. Giangrande, *La Scienza è un'opinione. Quello che la scienza non ci dice*, Mondadori, 2017.

tati avanti senza alcun beneficio. Insomma si metteva in discussione la mancanza di serietà nella destinazione e nello sperpero bizzarro delle donazioni.

Telethon destina un misero trentacinque e mezzo per cento delle donazioni alla ricerca, il restante sessantaquattro e mezzo per cento si dilegua tra le spese per mantenersi in vita: otto milioni all'anno servono per pagare gli stipendi d'oro ai soli funzionari di alto rango. Poi ci sono nove milioni per utenze, noleggi auto, viaggi, ristoranti e hotel. Ricordiamoci che la ricerca viene effettuata al San Raffaele di Milano, l'istituto di Don Verzè, il prete artefice del crack finanziario, lo stesso prete che acquistò un aereo privato con i soldi pubblici, perché odiava fare la fila al check-in negli aeroporti.

«Pochi, purtroppo, i fondi destinati agli scopi scientifici. Tutte le ricerche sperimentate sui topi sono fallite sull'uomo» Queste sono parole dette dal prof. Marcello Villanova, neurologo, uno tra i massimi esperti al mondo di malattie degenerative come l'atrofia muscolare spinale all'istituto Nigrisoli di Bologna. Il prof. Jacques Testard, direttore di ricerca all'istituto nazionale francese di sanità e della ricerca medica ha detto: «La terapia genica non è efficace. Se i donatori sapessero che il loro denaro prima di tutto viene utilizzato per finanziare le pubblicazioni scientifiche e i brevetti, cambierebbero parere e non donerebbero più[32].

Telethon grazie alla complicità di personalità mediatiche e la pubblicità pagata con i soldi dei donatori riesce a influire drammaticamente sulla ricerca biologica, perché, insieme ai giganti del Dna dispone del monopolio economico - attraverso la beneficenza e i finanziamenti pubblici - e i contratti e le riviste mediche tiene in pugno il settore. Per cui le altre ricerche non possono competere con Telethon. Questo dato così importante sembra sfuggire ai donatori.

Chi più e chi meno è tutto un gratta, mangi e fuggi. Come Telethon c'è l'Airc, ma anche molte altre associazioni.

---

[32] Dichiarazione di Marc Peschanski.

Bocciati come benefattori per non aver raggiunto mai obiettivi promessi. Quando il denaro cade dal cielo sulle teste delle associazioni senza faticare, senza sporcarsi le mani, in modo estremamente facile, è ovvio che venga dilapidato senza coscienza. Incapaci di amministrare il denaro non sudato lo dissipano, e oltretutto è beneficenza donata per cause specifiche, non certo per pagarsi i lussi, fare affari immobiliari o giocarseli in borsa. Invece l'idea che muove tali macchine del business è quella di estorcere denaro con l'inganno, approfittando del cuore buono e della sensibilità del popolo.

Nel gregge delle organizzazioni senza scopo di lucro l'eccezione non è la pecora nera, nel gregge ormai l'eccezione è la pecora bianca.

Ha detto Giulio Marcon, presidente dell'associazione Lunaria: «Fidarsi è diventato difficile ovunque, ma nella beneficenza, cioè da noi, è quasi del tutto un vero azzardo».

Wwf

Il Wwf che siamo abituati a vedere come il protettore della natura, il "panda coccoloso" che affascina tutti non corrisponde alla realtà.

Raccoglie donazioni e fondi pubblici per circa 500 milioni ma a riguardo alla vera destinazione dei soldi che incassano lasciano molti dubbi, e dei progetti avviati non si hanno riscontri chiari in modo che si possa effettuare una concreta valutazione.

È un'associazione ambigua: pubblicizza una marca di tonno in scatole perché una parte del ricavato va alla protezione delle tartarughe di mare. Protettore della biodiversità. Incoerenza e ipocrisia pura. Il Wwf non promuove uno stile di vita alimentare vegan. Dunque, come sosterrebbe l'ambiente e il rispetto per la natura e la biodiversità? In Argentina, Bolivia e Paraguay il Wwf ha dato il benestare alla Monsanto per la coltura della soia Ogm con l'uso di sostanze chimiche come i fosfati. In Indonesia invece ha dato il bollino ecologico di sostenibilità per il disboscamento delle foreste per sostituirle con coltivazioni di palme da olio. In India è arrivata al ridicolo: intasca soldi pubblici per proteggere i 1700 esemplari di panthera tigris tigris[33], e nello stesso tempo acquista centocinquanta jeep da affittare a turisti che per diecimila euro a visita possono correre nelle riserve alla ricerca delle tigri da fotografare, senza porsi il necessario problema della delicatezza dell'equilibrio dell'habitat di questi rari animali in via di estinzione.

L'associazione appoggia le aziende chimiche e biotecnologiche che hanno grandi interessi ambientali, favorendo la deforestazione e lo sviluppo degli Ogm.

La World Wildlife Fund ha sempre posto l'interesse economico alla missione di-

[33] Tigre reale del Bengala.

chiarata. Totalmente inefficace nella protezione di animali in via di estinzione e alla conservazione della natura e delle risorse naturali. Molti hanno sollevato dubbi sulla moralità di molti presidenti e funzionari dell'associazione: dirigenti di industrie chimiche, gruppi bancari, massoni, petrolieri, affaristi tecnologici, principi cacciatori di tigri del Bengala e di battute di caccia a rinoceronti, uomini colpevoli di scandali e multinazionali responsabili dei disastri ambientali più gravi del pianeta. Insomma, per essere la holding più famosa per la difesa ambientale, per la riduzione dell'inquinamento, degli sprechi di risorse e della conservazione dell'equilibrio del pianeta, certamente fa uso di molta ipocrisia. Fu addirittura il principe di Edimburgo[34], presidente Wwf a riconoscere che il panda era ormai destinato a scomparire.

Il censimento degli elefanti del 1976 in Kenia stabilì che erano scomparsi 1700 mila elefanti, quando il Wwf aveva dichiarato che fin dagli anni settanta gli elefanti non erano in pericolo e che il numero degli esemplari era stabile. Questa notizia sconvolse tutti e portò alle dimissioni del presidente. Nel 1975 il Wwf assunse un cacciatore per sterminare un gran numero di elefanti e ippopotami, giustificando l'operazione come una necessaria riduzione della popolazione di animali selvatici per salvaguardare l'ecosistema. Anche nello Zimbabwe vennero sterminati quarantaquattromila elefanti e il Wwf consegnò una me-

[34] Filippo Mountbatten, duca di Edimburgo, marito della regina Elisabetta.

daglia di onorificenza al cacciatore. Poi ci fu una campagna di salvaguarda del rinoceronte, allora il Wwf raccolse 110 milioni di sterline dai donatori. Però la somma destinata al rinoceronte fu di soli 118 mila misere sterline.

Si occupò di riposizionare gli ultimi rinoceronti catturati nello Zambesi, ma l'operazione fu una frana: finirono in Sud Africa e Australia, perdendo per sempre gli ultimi esemplari rimasti.

Oggi il rinoceronte nero è quasi del tutto scomparso in Africa, grazie al massiccio intervento del Wwf.

Lega anti vivisezione

Un'associazione che si batte contro la sperimentazione su animali deve proporre un metodo che possa essere una valida alternativa. Cosa che la Lav non fa. Non esistono metodi alternativi all'uso di animali come oggetti di sperimentazione.

La Lega anti vivisezione ha imparato in fretta l'arte di incrementare il potere sulla politica e sulla società allo scopo di fare cassa. Da quando il Movimento 5 Stelle ha adottato una posizione antivivisezionista la Lav ha aumentato l'influenza sulla politica e sulla società, ottenendo un incremento maggiore di donazioni.

L'associazione, nonostante avesse ottenuto una crescita dei bilanci destina un miserabile quattro e nove per cento alle attività di ricerca alternativa alla sperimentazione animale. Qual è il problema? Come fa la Lav a dichiararsi contraria ai metodi che nei laboratori di ricerca fanno uso di animali, se non sperimenta un metodo scientifico alternativo? Un altro aspetto che lascia perplessi è che l'organizzazione è formata da dipendenti, consiglio direttivo, collegio di garanzia, revisori e sindaci, ma non ha un "comitato scientifico". Ma allora dove sono gli esperti che fanno la guerra contro la sperimentazione sugli animali?

La Lav è artefice dell'ennesimo affondamento del progresso scientifico italiano. Propaganda e disinformazione fanno parte del *modus operandi* dell'associazione.

Non è accettabile che una rete televisiva pubblica possa dare spazio a un'associazione privata che di scientifico non ha nulla, consentendole di parlare di argomenti scientifici, e che durante un servizio, si permetta di fare affermazioni fuorvianti e addirittura false. Solo in Italia accadono certe cose: concedere a una tale Michela Kuan - definita "biologa Lav" dall'associazione - cioè consentire a una persona di fare affermazioni - per giunta molto discutibili - circa il destino di sedici macachi affidati alla Lav che a sua volta avrebbe dovuto trovare una sistemazione definitiva a queste scimmie in tempi brevi, che però dopo un anno ancora brancola nel buio. L'associazione Onlus Pro-test Italia invia al TG1 una lettera nella quale gli si rimprovera che nello spazio dato alla Lav sono state fornite informazioni false e che la Rai non ha montato la registrazione con perizia necessaria, e questo ha consentito di fornire un servizio pubblico pessimo.

Lega italiana lotta tumori

La Lega italiana per la lotta contro i tumori non incontra certamente difficoltà nel reperire fondi da ogni genere, sponsor, personale medico, con la motivazione della necessità di sostenere la ricerca sul cancro.

Sono tantissime le Onlus che fanno un uso indiscriminato e sfacciato del denaro raccolto dalle donazioni. A questa crudele appropriazione non si sottrae nemmeno la Lega Tumori, che addirittura è arrivata a trattenersi per se quasi il cento per cento dei fondi raccolti dalla beneficenza. Ottima terapia per curare il cancro.

Non si è certo trattenuta nell'ambito di investimenti immobiliari, in acquisto di titoli di Stato.

Illusi, i donatori, pensano in buona fede di contribuire alla sconfitta del cancro affidando soldi nelle mani di associazioni.

La sede di Roma dell'organizzazione, anni fa venne coinvolta in un'inchiesta della magistratura. In effetti, tutta la giunta dei funzionari della Lega italiana per la lotta contro i tumori di Roma venne inquisita da un'inchiesta giudiziaria con le accuse di interesse privato in atti di ufficio, concussione, sottrazione e alterazione di documenti e truffa allo Stato.

Medici senza frontiere

Acquistare una nave e piazzarla nel Mediterraneo, tra la Libia e l'Italia, sarebbe la cosa migliore per chi volesse battere in concorrenza gli scafisti. Trattare il trasposto di migranti su una nave sicura, inaffondabile, senza la possibilità di essere acciuffati durante la traversata, per via dell'immunità della navigazione di cui gode la Ong, avrebbe un prezzo maggiore ma ne varrebbe la pena. Questo è quanto ha denunciato la Procura di Trapani, accusando di reato di favoreggiamento dell'immigrazione clandestina l'Ong Medici senza frontiere, e una decina di persone con ruolo di rilievo appartenenti alla Onlus. Le procure di Trapani e Catania vogliono sapere dall'associazione come mai i telefoni satellitari degli scafisti libici hanno i loro numeri impressi nella memoria. Vogliono sapere anche della costante presenza delle navi nel Mediterraneo.

Intanto Medici senza frontiere non ha voluto firmare il codice di condotta comportamentale imposto e stilato dal Ministero dell'interno.

Medici senza frontiere non si scosta dalla maniera di operare di altre organizzazioni umanitarie per quanto riguarda lo sperpero del denaro ricevuto in donazione.

Tra i finanziatori di Medici senza frontiere ci sono Bloomberg (multinazionale nel settore mass media), Rockefeller (famosa famiglia di banchieri con una delle più grandi fortune nella storia mondiale degli affari), Goldman Sachs Groups (tra le più grandi banche d'affari del mondo).

Doctors Without Borders, il direttore della sede Msf in Usa nel 2014 prendeva 164 mila dollari l'anno di stipendio. La Ong si è trovata più volte immischiata in situazioni ambigue sui teatri di guerra, ed è stata accusata di tirare verso la parte sbagliata. Accusata più volte di aver lanciato falsi allarmi di epidemie per le quali si richiedevano campagne di vaccinazione di massa, ma l'epidemia non c'era. Un'inutile campagna di vaccinazioni a discapito di popolazioni ignare, messa in atto solo per fare business. Nell'affare era presente anche George Soros, tra i trenta uomini più ricchi del mondo, che, con la filantropia ha accumulato miliardi di dollari. E c'era anche Bill Gates con la sua fondazione umanitaria più grande del mondo.

Gates e moglie sono proprietari delle ditte farmaceutiche che producono vaccini. Questi signori danno denaro a Medici senza frontiere, ma anche a Save the children e ad altre Ong in cambio di acquisti di vaccini per le campagne contro le epidemie[35].

---

[35] Sito web repubblica.it, 27 gennaio 2015.

Bill Gates ha dichiarato, con lo scopo di creare allarmismo, che nel mondo c'è un forte rischio di pandemia letale da almeno trenta milioni di morti. chi, se non un uomo fortemente interessato poteva lanciare un allarme così disastroso? La famigliola Gates piazza vaccini come fossero caramelle, Msf è felice per le mazzette, i bambini vengono imbottiti da inutili vaccini, come i polli negli allevamenti intensivi e tutti vivono felici e contenti.

La Commissione Trilaterale (gruppo paramassonico di business man's a livello altissimo mondiale) fondata da Rockefeller, che pensa di dominare e progettare la dittatura mondiale. Giornali, radio, televisioni e web devono stare sotto il loro controllo. Il vero scopo di questo gruppo di uomini è quello di sottomettere i popoli ingannandoli, confondendoli e anche fuorviarli con notizie tendenziose, ma anche con quelle palesemente false: purché diventino passivi e pieni di contraddizioni, che vivano nell'incertezza e la paura. Solo così si sottomettono.

La censura segreta, cioè il controllo ideologico e morale esercitato con l'ingegno maligno di limitare la libertà dei popoli sia nei pensieri che nelle azioni è il disegno malvagio dei padroni del pianeta sui popoli. La mistificazione è necessaria per dominare l'uomo.

Quando la forza dell'inganno comincia a decomporsi, diventa difficile proseguire l'opera di sottomissione. Allora l'inganno diventa un'arte che richiede nuovi attori. Ecco che entrano in scena le organizzazioni senza scopo di lucro, le associazioni di carità che chiedono a noi l'atto di donazione, mentre i loro dirigenti si autoretribuiscono con stipendi faraonici.

Paolo Magri, segretario italiano della Commissione Trilaterale è anche vicepresidente della Cesvi, una delle più grandi associazioni umanitarie italiane, che si occupa della fame nel mondo e alle emergenze sanitarie, come Medici senza frontiere.

In questo lavoro di gruppo di capitalismo e inganno per vincere le guerre, le Ong sono lo strumento perfetto. Dietro l'aspetto esteriore, che ingannano i donatori con lo spirito umanitario e generoso, ci sono interessi strategici, politici ed economici, portati avanti con maestria ingannevole. Chi manovra i fili è una regia occulta e spietata.

Stracciaroli

La raccolta di abiti usati smuove un business malavitoso enorme. Quasi mai una "pezza" lasciata nel cassonetto giallo della Caritas raggiunge un povero, e se accade è perché ci sarà stato qualche errore lungo la filiera. L'affare è nelle mani della camorra che ne gestisce le fila da sempre. Un giro da 200 milioni di euro e una montagna da 110 mila tonnellate di abiti[36].

Quasi tutto il mercato delle "pezze" in Italia è nelle loro mani. Gli abiti vengono scelti, selezionati e rimessi in vendita sulle bancarelle, oppure partono per l'est Europa, il nord Africa e il sud Africa. Collusione con uffici di Caritas locali, attraverso intermediari faccendieri. La raccolta degli abiti dai cassonetti gialli viene delegata a cooperative esterne.

Non ci sono regole o requisiti da rispettare per chi si aggiudica la gara. Non è richiesto il certificato antimafia alle ditte aggiudicatarie; nessun controllo e

---

[36] Veronica Ulivieri, *L'Espresso,* 28 giugno 2017.

nessuna trasparenza quindi. Finte Onlus che si accordano con aziende internazionali per la cessione degli abiti tramite l'azienda Ama di Roma. È quanto emerge dall'inchiesta "Mafia Capitale". Agli arresti per associazione a delinquere anche un imprenditore di Prato in provincia di Firenze: diciotto funzionari comunali e altre cinquantasette persone a Potenza.

Nelle città si trovano tantissimi contenitori abusivi di abiti usati, posizionati in punti strategici e identici a quelli regolari.

Attorno a questo mercato gira anche riciclaggio di rifiuti illeciti, come sostiene la Direzione nazionale antimafia nella persona del sostituto procuratore Ettore Squillace Greco. La camorra ricorre anche alle intimidazioni per accaparrarsi gli abiti usati. Bolle falsificate sia nella provenienza che nella destinazione. Viene falsificato anche lo stoccaggio e l'igienizzazione degli indumenti. Sdoganamenti falsi da paesi ubicati in paradisi fiscali. Appalti economici tra settori istituzionali e privati per il conseguimento di profitti illeciti ai danni di poveri.

Non si comprende dove e quando finisce la linea del non-profit e inizia quella del profit; in questo ambito è tutto un mistero, nella quale la Caritas si trova al centro, e non si capisce chi sono i buoni che non sanno, ammesso che ce ne siano.

Chi crede di donare abiti dismessi con la speranza di esprimere un atto di solidarietà nei confronti dei poveri, si sbaglia completamente.

Questo degli abiti dismessi è il volto fasullo della vera solidarietà, un inganno fatto a se stessi, sperando di aver portato un granello ai poveri disgraziati. Ma il dolore acuto della fame va aiutato in modi ben più nobili che non un cencio di stoffa che si decide di disfarsene perché rovinato o passato di moda.

Se la raccolta delle "pezze" non è un "magna magna" per qualcuno, lo è sicuramente per altri. Cioè, nel percorso impervio della filiera di questo ombroso settore, c'è qualcuno che "magna" e anche molto. Se non è il comune, se non è la Caritas, se non è il raccoglitore, se non è il grossista, qualcuno c'è di sicuro.

Molti comuni italiani, come Bologna e Roma, hanno affidato a cooperative private che recuperano gli abiti dai cassonetti e li vendono, recuperando il denaro per pagarsi le spese di raccolta. Ecco, la demagogia dove è capace di arrivare! La capacità di rendere legale un'operazione ridicola che non ha senso. Così si acquietano le coscienze dei donatori e si permette ai parassiti di arricchirsi vendendo materiale a costo zero.

Prospettare una finalità di natura caritatevole ai donatori è un inganno. La maggior parte dei cassonetti sui marciapiedi urbani per il ritiro di indumenti nasconde una natura economica di tale attività affidate a consorzi di smaltimenti rifiuti speciali.

A Roma è intervenuto finanche l'anti-trust per porre limite all'inganno con delle multe ai due consorzi Sol.co e Bastiani e all'Ama, l'azienda municipale per non aver vigilato[37].

Palermo invece possiede il primato di cassonetti abusivi: quelli regolari (458) sono solo un quarto di quelli abusivi (1500) che invadono i marciapiedi della città. Per non parlare del ritiro a domicilio degli abiti usati. Quelli che lasciano biglietti negli ingressi di palazzi dove offrono anche sacchetti da riempire di abiti che poi ripassano a ritirare. Le forze dell'ordine chiedono di denunciare queste attività.

Se i comuni avessero almeno la decenza di chiarire - una volta per tutte - che

---

[37] Canale televisivo *Rai News*, 29 settembre 2015.

gli abiti usati dovessero essere considerati "rifiuti" allora il problema non ci sarebbe più. Invece si assiste ad una continua illusione nei confronti del donatore di abiti, il quale è convinto che sia un'opera di beneficenza nei confronti dei bisognosi. Questa illusione non è altro che un ignobile inganno. Andrebbe quindi chiarito pubblicamente lo scopo e la destinazione della raccolta, andrebbero cambiate le informazioni sulle campane che andrebbero posizionate accanto a quelle del vetro e non più in prossimità delle chiese, proprio per evitare di trarre in inganno le persone.

La gente è stanca di essere ingannata, per cui anche la carità deve modernizzarsi se vuole che le persone mentre donano abbiano un sorriso.

Troppi avvoltoi nella beneficenza

Se andiamo alla radice del problema - nel campo della beneficenza - ci rendiamo conto che non è attraverso una partecipazione economica che davvero si può aiutare i bisognosi. Uno stato oppresso da faccendieri

di ogni genere: nel pugno di multinazionali potenti e lobby di potere.
Uno stato che ascolta la voce e gli ideali dei suoi cittadini provvede a ridurre la povertà del paese, eliminando le ingiustizie che incombono sul popolo, non delegando questa mansione ad associazioni private. Abbassare il potere ai cartelli delle industrie per dare voce ai piccoli. Distruggere le lobby farmaceutiche se si vuole davvero che la ricerca scientifica progredisca. Se questi colossi basano il proprio progresso sul profitto, non si può immaginare che possano lavorare per eliminare le malattie.

Se in Africa muoiono bambini per malattie che negli altri paesi sono state debellate da decenni, certamente le responsabilità vanno cercate nelle opere poco pie delle organizzazioni non-profit che hanno lavorato decenni facendo finta di aiutarli.

Continuando con questo folle finanziamento alle associazioni, si rafforza il sistema perverso che ne giustifica l'esistenza, e intanto i bambini continuano a morire come mosche.

Alcune popolazioni africane subiscono la diffusione volontaria di malattie con la sperimentazione di virus e vaccini tossici ad opera di militari e di aziende farmaceutiche. Bambini usati come topi da laboratorio. Basterebbe impedire interventi militari e le sperimentazioni farmaceutiche su quelle popolazioni[38].

Si potrebbero dotare le zone calde equatoriali di pannelli solari, permettendo

[38] Stefania Di Lellis, *La Repubblica*, 5 giugno 2000.

alle popolazioni di vendere l'energia prodotta guadagnando. Si otterrebbe così una ridistribuzione della ricchezza di tutto il mondo, in modo che bastasse a risollevare il destino dell'umanità che attualmente vive il disagio della povertà.

Le grandi organizzazioni si fanno concorrenza tra loro, con una spiccata propensione verso un marketing sempre più aggressivo. Maggiori passaggi televisivi e su carta stampata richiedono enormi investimenti che ovviamente sottraggono al motivo esclusivo per cui chiedono la questua.

Nel tempo le Ong hanno affinato le tecniche per incamerare sempre più capitali, al pari delle aziende profit multinazionali. Sono nate delle partnership tra profit e non-profit. In effetti, le aziende fanno donazioni alle Ong per ottenere benefici fiscali e guadagni di immagine, spendendosi per una buona causa. Promuovendo finanziariamente le iniziative di carità o di salvaguardia all'ambiente per tentare di riposizionarsi sui mercati con un più alto gradimento da parte dei consumatori alla fine sono tutti felici.

Partnership ambigue

Utilizzare l'ambiente per farsi passare come azienda o associazione vicina alla sostenibilità del pianeta, mentre, in realtà, è solo un modo per apparire sensibili alla natura, è di quanto più ignobile ci possa essere.

Il "Greenwashing Award" di Survival International, nel 2017 lo ha vinto il Wwf. Ipocrisia ai massimi livelli, ma su questo non avevamo dubbi. Il premio viene assegnato a organizzazioni che si battono per la conservazione delle foreste pluviali. Nella realtà, tuttavia, tutti i partner del Wwf sono stati accusati di tagli indiscriminati di alberi, e nessuno di questi ha ottenuto dalle diciannove comunità di pigmei, i popoli che vivono in quelle foreste, l'approvazione a effettuare tagli, ma anche a cacciare gli animali nei loro territori come fossero i padroni di casa. Ricordiamo che la politica del Wwf sulle popolazioni indigene prevede che i progetti intrapresi nei loro territori debbano ottenere prima il consenso delle comunità locali indigene.[39]

Il Wwf da queste partnership intasca denaro: le società partner godono del sostegno della Ong che è l'immagine mondiale della protezione ambientale e tutela della biodiversità, che contrasta il degrado e sostiene l'armonia con la natura.

Il Wwf gode di molti sostenitori nel mondo, ma è bene che si sappiano queste cose, perché per troppo tempo è stato taciuto il legame tra l'associazione e i partners, approvando sottobanco le malefatte e scatenando l'ira delle comunità indigene. Ha dichiarato il direttore di Survival Stephen Corry: «I sostenitori si sorprenderanno nel sapere che i taglialegna che abbattono una delle foreste più

---

[39] Quotidiano Greenreport, 16 dicembre 2016.

grandi del mondo godono dell'approvazione totale del Wwf. Tutte le tribù che vivono in quelle terre sono state messe ai margini della foresta e i loro villaggi distrutti.

Nell'Africa e nell'Asia le Ong che si occupano della salvaguardia dell'ambiente stringono alleanze di partnership con le industrie e con le società di turismo di massa, distruggendo così l'habitat naturale dell'equilibrio delicato tra natura e animali. È una truffa sotto gli occhi di tutti; danneggia l'ambiente e i popoli locali, senza rispetto per niente e per nessuno. Spero che questo premio "Greenwashing" smuova qualcuno all'interno del Wwf ed eserciti pressioni affinché l'organizzazione si ravveda. È arrivato il momento di ascoltare i difensori veri della foresta e e di rispettare gli indigeni che vi abitano».

Come il Wwf anche il Wcs (Wildlife Conservation Society) è colpevole, perché entrambe le organizzazioni cooperano per la salvaguardia della foresta pluviale. Entrambe sono colpevoli di abusi dei diritti umani avvenuti anche nel Camerun, nella Repubblica del Congo e in quella Centrafricana (Car). Stipendiare ed equipaggiare i guardiaparchi con le divise del Wwf e del Wcs e poi proibire che essi facciano il loro dovere di vigilare è vergognoso. Oltretutto perché in capo ai guardiaparchi ci sono le più grandi organizzazioni che si occupano proprio della conservazione. Sono agli atti oltre duecento casi di abusi avvenuti in trent'anni di permanenza in quei territori. Cera bollente sulla pelle nuda, pestaggi fino alla morte, mutilazioni di arti. La cosa che sconvolge ancora di più è che questi fenomeni di crudeltà sarebbero solo una piccola parte di un fenomeno più ampio, con violenze fino alla morte che continuano ancora oggi, ha dichiarato Survival[40]. Wwf e Wcs respingono le accuse, anche se ammettono alcuni sporadici abusi ad opera dei guardiaparchi[41].

Viaggi safari proposti a cacciatori al costo di ottantamila dollari per ammazzare un elefante o un leone. Alcune agenzie vendono pacchetti di battute di caccia come l'agenzia Hunting Passion travel di Torino, o la International safaris corp. in Serbia, o il miliardario Benjamin de Rothschild che offre l'uccisione di un leopardo in Tanzania per trentaquattromila

[40] Movimento mondiale per i diritti del popolo indigeno.
[41] Quotidiano *Greenreport*, 11 febbraio 2016.

dollari; ma ci sono anche scimmie a cinquanta dollari, oppure le antilopi a dodicimila. Per i leoni maschi e gli elefanti, i prezzi sono da concordare. L'agenzia Shakawa safaris offre nel Kalahari e in Mozambico finanche l'uccisione del raro rinoceronte, che è in via di estinzione. Offre anche una vasta scelta in base a quanto si è disposti a pagare: ippopotami, antilopi, gazzelle, elefanti, leopardi, giaguari, leoni. «Ma cosa c'entrano queste agenzie di viaggi con il Wwf?» I guardiaparchi e le squadre antibracconaggio vengono foraggiati dal Wwf: i Pigmei vengono allontanati per dare spazio ai cacciatori che uccidono animali per poi portarsi a casa i trofei. Sostenuti dal Wwf si sentono i padroni del mondo e commettono abusi e crimini indisturbatamente. Al Ministero delle foreste e della fauna del Camerun spetta il reclutamento dei ranger forestali antibracconaggio, ma il Ministero viene foraggiato dal Wwf per renderlo accomodante chiudendo un occhio, anzi, tutti e due. Inoltre il Wwf fornisce assistenza, materiale e logistica e qualcosina di soldi alle guardie. Il Wwf non sembra accettare di riconoscere il senso di appartenenza, cioè quello di stare dalla parte del giusto, della natura e dei diritti umani.

Peter Flack membro del consiglio del Wwf ritratto volontariamente su una foto col fucile in mano davanti a un elefante abbattuto. Lo sdegno di tutto il mondo ambientalista e animalista ha messo in grande imbarazzo il Wwf, che però non ha ritenuto commentare. Survival ha denunciato il Wwf all'Ocse, accusando la Ong ambientalista di coinvolgimento negli abusi violenti ai danni dei Baka[42].

Il Wwf in questi territori è stato aspramente criticato, e obiettivamente non ne è uscito per niente bene l'organizzazione che ufficialmente si occupa di tutela ambientale, diritti umani e salvaguardia di animali, specie quando si tratta di specie in via di estinzione. Una vigliaccata commessa per il dio denaro, un'anticivilizzazione e una crudeltà senza precedenti.

Una nota di demerito a questi cacciatori: «ma come si fa a uccidere animali così meravigliosi con l'unico scopo di portarsi a casa il trofeo per mostrarlo con orgoglio?».

---

[42] Lorenzo Brenna, www.lifegate.it, 3 novembre 2016.

Nel Borneo il Wwf ha dato parere favorevole alle piantagioni di palme. Ma per estrarre l'olio dal frutto si impiegano sostanze chimiche che poi sversano nei fiumi avvelenandoli. Per questi motivi i pescatori del luogo non hanno più di che pescare per sopravvivere. L'associazione del panda smentisce ogni accusa ma la gente ha capito che l'organizzazione fa affari con la Monsanto e la Wilmar che sono aziende spregiudicate.

Oggi il Wwf è una vergognosa macchina da soldi: mostra il lato buono per ottenere donazioni, ma dietro nasconde il marcio. Coopera con le industrie attente a rinverdire l'immagine piuttosto di salvare l'ambiente. Insabbia inchieste ambientali, permette la deforestazione, la caccia grossa, l'estrazione di olio di palma, la semina di Ogm, la schiavitù umana. Insomma predica bene ma razzola male[43].

---

[43] Ibidem.

Bambini da supermarket

Gli italiani non adottano più perché si sono stancati di porre fiducia nelle associazioni cosiddette umanitarie che si occupano di adozioni.

Un sistema a pezzi che solleva polemiche su continue truffe ai danni di coppie che desiderano adottare un bambino. Sono crollate le richieste di adozioni: da quattromila a millecinquecento l'anno. Sono sessantadue gli enti autorizzati, e c'è anche una Commissione per le Adozioni Internazionali (Cai), un'autorità competente assai (per così dire) che in tre anni non si è mai riunita[44]. Nel suo interno ci sono guerre mediatiche tra l'ente Aibi (Amici dei bambini) e Silvia Della Monica, la vicepresidente. Pesanti le accuse rivolte all'Aibi: sapevano nell'associazione di violenze compiute sui bambini negli orfanotrofi del Congo e sapevano dei trafficanti di bambini rubati ai genitori e venduti illegalmente in Italia, e hanno denunciato in ritardo. Oltre all'accusa di aver fornito informazioni non vere per co-

---

[44] www.vita.it, il portale della voce del non-profit.

prire i trafficanti e gli operatori locali[45]. Inoltre ci sono accuse ben più pesanti. A Goma i bambini dei due orfanotrofi erano vittime di filmini pedopornografici. Anche in Bulgaria sono stati ripetutamente violentati dei bambini in alcuni orfanotrofi e fatti oggetto di riprese pedopornografiche, e poi sono stati dati in adozione in Italia dall'Aibi Una volta giunti presso le famiglie adottive i bambini hanno raccontato dei pedofili che li hanno filmati e hanno detto che l'Aibi sapeva. Le indagini della Guardia di Finanza sono ancora in corso.

Grazie a una fonte interna all'associazione Aibi di Kinshasa nel Congo si è potuto conoscere questa brutta vicenda di corruzione e di associazione a delinquere

---

[45] Inchiesta del giornale *L'Espresso, "Ladri di bambini"* pubblicata il 6 luglio 2016.

alle spalle di centocinquantuno bambini in procinto di essere adottati in Italia[46].

La Commissione per le Adozioni Internazionali è la commissione che vigila e verifica i procedimenti di adozione presso la Presidenza del Consiglio dei Ministri e il presidente è il Presidente del Consiglio dei Ministri. Ebbene, la vicepresidente Silvia Della Monica, ex magistrato e senatrice del PD è indagata nella truffa dall'Aibi per manomissione e sparizione di documenti scottanti. Irregolarità e assenze dagli uffici hanno gettato cattiva luce sulla Della Monica. Accusata di aver favorito alcuni e di aver ostacolato altri nelle attività di adozioni.

Le indagini hanno permesso di scoprire che le procedure per le adozioni sono pie-

[46] Senato della Repubblica, Interrogazione seduta n° 833 del 31 maggio 2017.

ne di truffe, inganni ai danni di genitori ignari. Ben diciotto bambini già adottati in Italia tenuti in ostaggio per un anno e mezzo in due orfanotrofi di Goma con lo scopo dissuadere il Cai dalle indagini. Corruzione, sequestro di minori, traffico illecito di minori, concorso in torture e favoreggiamento ad atti di pedofilia; queste le accuse all'associazione di adozioni Aibi.

Hanno venduto bambini falsamente orfani, mentre le famiglie di origine cercavano i loro figli disperatamente. Trafficanti insospettabili, muniti di più passaporti operavano con la complicità di Ai Bi. Si sospetta che il fenomeno possa essere ben più ampio[47].

[47] *Ibidem.*

I costi delle adozioni sono proibitivi: per questo in Italia l'adozione quasi non esiste. Una coppia che desidera intraprendere la via dell'adozione si incammina in una via impervia, angosciosa e costosissima. Le troppe richieste di adozioni consentono ai tribunali di fare scelte molto accurate, per cui risulterà frustrante per le coppie in attesa. Allora la scelta di rivolgersi alle associazioni diventa inevitabile.

Se non si disponga di almeno quarantamila euro sarebbe meglio lasciar stare. Diventa quindi un privilegio per pochi, anche perché l'impoverimento delle famiglie italiane non permette di avere i requisiti richiesti. A quella cifra bisogna aggiungere i viaggi, le spese di soggiorno e spostamenti anche per un mese intero, interventi di professionisti, traduzioni di documenti e le spese per la gestione delle pratiche differenti per ogni paese. Ogni Onlus ha i suoi prezzi: solo per i costi all'estero servono almeno diciottomila euro, oltre ai costi di passaporti e visti per il bambino, c'è anche la retta dell'orfanotrofio. Questo significa che non è vero che essere genitori è un diritto per tutti. A parte la popstar Madonna che arriva in Malawi, dona trenta milioni di dollari alle autorità e se ne torna a Londra con un bambino di un anno.

In Italia è un business di enorme spessore ma è anche un Far West di sentimenti, di scelte relative alla disponibilità economica piuttosto che a quella affettiva: una giungla da cui ne escono vittoriosi solo i ricchi, che possono pagare e ottenere il bambino, scegliendo pure l'età.

Si sa, per esempio, che in certi paesi in Europa dell'Est, ma anche nel Sud-est asiatico o anche in Colombia, i bambini sono fonte di affari sporchi, come il traffico di organi e il turismo sessuale[48]. L'assenza di leggi pone la coppia in una sorte di sconvolgimento totale, perdendo ogni speranza dopo aver pagato decine di migliaia di euro. Da un sondaggio dell'associazione «Donne e qualità della vita» viene fuori che su dieci famiglie almeno cinque rinunciano a portare avanti le pratiche per l'adozione a causa di lentezze e per gli eccessivi costi[49]. In Italia cinquantamila coppie hanno il certificato di adottabilità ma solo poche hanno

[48] Nino Materi, www.ilgiornale.it, 29 ottobre 2006.
[49] Dipartimento di gistizia minorile.

potuto abbracciare un bambino e portarselo a casa. Inoltre abbiamo in Italia settanta associazioni preposte alla funzione di adozioni, ma la gente non si fida: troppi atti di sciacallaggio ci sono stati. Avventarsi sulle coppie disperate che vogliono un figlio a tutti i costi è facile. Per questo la maggior parte rinuncia strada facendo a portare avanti il progetto. A oggi sono quindicimila i bambini stranieri adottati in Italia, e la media dei genitori adottivi è quarantuno anni per gli uomini e trentanove per le donne. Il novanta per cento delle coppie non ha figli naturali, mentre il nove per cento ha già uno o più figli.

L'Italia è il primo paese di accoglienza minorile europeo, ed è secondo al mondo. I primi paesi di provenienza dei minori sono

Russia, Polonia e Cina. Però in Italia in soli cinque anni si è segnato un calo di adozioni del quarantasei per cento, e addirittura del settantatre per cento nel mondo in dieci anni. Dovuto alla perdita di fiducia e all'aumento spropositato dei costi. Su tutto questo la Commissione Vigilante non vigila[50].

Cosa ci sarebbe di umanitario in queste associazioni senza scopo di lucro che si occupano di adozioni? Corruzione e alleanza sottobanco con funzionari dei paesi degli orfanotrofi. Listino prezzi per le adozioni. Tutto basato sul dio denaro, dimenticando del tutto la parte umana del sentimento verso i bambini e verso le famiglie adottive. Un mondo oscuro, pieno di

---

50 *Ibidem.*

trappole e di omertà, in cui è difficilissimo capire fin dove potersi spingere.

Ong mostruose che fanno solo affari. Tribunali minorili che operano in totale conflitto di interesse.

L'incongruità della situazione è gravissima. Almeno il venti per cento dei magistrati minorili italiani ha un interesse economico affinché i bambini vadano a finire nei centri di affido, che a loro volta percepiscono 400 euro al giorno per ogni bambino. Questi minori, circa cinquantamila (statistica di associazione Finalmente Liberi) sono gestiti senza trasparenza e smuovono un mercato che va da uno a due miliardi l'anno. L'incompatibilità dei giudici onorari è uno scandalo a cui bisogna mettere fine.

Conclusioni

Dante Alighieri condanna i traditori nell'ultimo cerchio dell'Inferno[51]. Il posto dei dannati per fraudolenza e malizia, simboleggiato dalla freddezza del ghiac-

[51] Dante Alighieri, *La Divina Commedia, Inferno,* 1472.

cio. La peggiore tra tutte le vergogne umane.

Una Onlus che specula sulla beneficenza è una porcheria.

Troppi apostoli del terzo mondo. Troppe organizzazioni che si occupano di beneficenza. Sulla carta sì, è tutto perfetto, ma concretamente pensano solo ad abbuffarsi. In Africa, nella parte subsahariana, ci sono più sedi Onlus che poveri bisognosi. Tutte le organizzazioni che si occupano di povertà internazionale sono lì in bella mostra. Migliaia di tende montate come in un circo che mostrano la loro opulenza nei confronti degli abitanti locali. Non si fanno mancare proprio niente: dal cibo di prima qualità ai confort, alle auto di lusso. Certo, è normale che un occidentale si porti con sé le necessità per vivere degnamente il soggiorno, ma non è bello a vedersi questa disparità. Fa male agli occhi vedere uno scenario di questo tipo.

Tutte le organizzazioni in lotta tra loro per accaparrarsi bandi, finanziamenti, donazioni e lasciti con una spietatezza inaudita. I donatori sono stanchi di essere presi in giro, non donano più come una volta; allora le Ong devono puntare sui bandi di affidamenti progetti.

Una quantità enorme di stupidità che gira dentro e fuori alle associazioni. Arriva un manager pronto a risolvere il problema nell'agricoltura e propone ai lavoratori locali di procurargli gli attrezzi di lavoro. Appena arrivano i camion di attrezzi, i lavoratori già hanno pattuito il prezzo per ogni attrezzo con qualche azienda locale, e in una mattinata spariscono migliaia di attrezzi che sarebbero serviti per dissodare il terreno. I problemi si risolvono con intelligenza, non con i denari stupidamente donati. L'Onu che ordina solo riunioni su riunioni, come se avesse in ogni momento l'idea geniale per risolvere tutti i problemi. *Dove cantano troppi galli non fa mai giorno*. La fame da protagonismo è troppa tra le organizzazioni non governative per starsene in silenzio e fare qualcosa di buono, semmai ce ne sarebbe davvero da fare.

Quando vogliono capire che questo sistema è solo una grande offesa alle popolazioni povere? Non si sfama un solo bambino, non si elimina un solo malato di Aids, dissenteria, malaria o tubercolosi. Niente si salva e nessuno si recupera.

Aver deciso di raccontare che le associazioni non-profit sono così lontane dalla beneficenza, di avere dubbi sui motivi per i quali le Onlus non si mostrano trasparenti, di voler approfondire i passaggi di denaro dei donatori che hanno la speranza di vederlo arrivare poi a destinazione. Di voler capire quali spese sostengono queste agenzie per andare avanti, e se hanno la decenza di autogestirsi con il necessario. Considerato che tali spese se le grattano dalle donazioni, sarebbe auspicabile che il Governo dia delle regole trasparenti, e che siano efficaci, tracciabili e visionabili da tutti.

Mi si rimprovera di essere entrato in ambiti delicati di cui non conoscerei niente, e per colpa di scrittori screanzati come me che viene poi gettato fango sul mondo della beneficenza, e la gente poi diventa diffidente e non vuole più donare.

Mi si rimprovera di aver scritto un libro senza contenuti, con un'illogicità sconvolgente, senza avere uno stralcio di prove. Mi si rimprovera di aver travisato i bilanci e non averli saputi interpretare.

Non ci vuole un commercialista contabile per capire i bilanci delle organizzazioni non-profit e cosa nascondono i conti truccati della carità. Chiunque può leggere e trovare lacune, omissioni, mancanza totale di chiarezza. Questi menestrelli azzeccagarbugli si giustificano dichiarando che in Italia non sono obbligati a fornire bilanci economici esaustivi, ed eccoci qua: impantanati nelle sabbie mobili.

Ma una persona che vuole donare ad un'associazione una quota mensile per sostenere una determinata causa, cosa trova di convincente andando a dare un'occhiata ai loro conti?

Ma queste Onlus, Fondazioni, Comitati, Cooperative e compagnia bella credono che basti andare in Tv a impietosire la gente con le foto di bambini straziati dalla fame? La gente non abbocca più, si è fatta scaltra e vuole andare a vedere i progetti portati a termine, vuole capire se alle promesse fanno seguito i fatti. Indurre a un atteggiamento di compassione per spillare denaro non credo sia cosa ottenibile facilmente.

Non ho pregiudizi personali contro le associazioni di beneficenza. Ho invece analizzato il settore del non-profit, ho riportato quello che c'era scritto, ho provveduto a riferire testimonianze di persone che hanno collaborato da dipendenti, da soci, da sostenitori, da manager e da volontari nelle organizzazioni umanitarie o ambientali, ed è venuta fuori una realtà utopistica, al confronto della necessità concreta dei bisognosi.

Nel 2012 la Corte dei Conti riporta una relazione su ottantaquattro progetti realizzati da associazioni italiane non-profit. Ebbene, gli esperti contabili hanno scoperto rapporti finanziari spariti nel nulla, strutture che risultavano portate a termine che invece erano inesistenti. Progetti fermi da anni, che nella realtà risultavano terminati, molti progetti finanziati che però i soldi si erano perduti per strada.

Greenpeace ha ottenuto milioni e milioni di dollari per salvare le balene. Nella realtà, invece, una sola balena l'avrà salvata veramente?

Ci sarebbero soluzioni più concrete che porterebbero a risultati positivi a lungo temine senza giri inutili di miliardi di dollari. Bisognerebbe far partecipare le popolazioni locali economicamente, ripartendo le spese, in modo da renderli responsabili delle opere che si costruiscono e renderli partecipi dei progetti. Ma prima di costruire bisogna progettare.

Se si ha l'idea di costruire una scuola, bisogna prima vedere quanti bambini ci sono nella zona, se ci sono insegnanti a sufficienza per tenerla in funzione, se c'è l'energia elettrica, se c'è l'acqua. Insomma bisogna evitare di costruire cattedrali nel deserto, perché il mondo ne è già fin troppo pieno.

Bocciate le Onlus benefattrici di giuste cause, che siano esse nell'ambito o attinenti alla salute, alla povertà, agli animali o all'ambiente. Manipolatori finanziari, compari delle case farmaceutiche. Un sistema marcio e corrotto che parte dai ministeri passando dal comitato bioetico, al Consiglio Superiore della Sanità, alla Farmaindustria per finire nelle mani di aziende private che operano in nome della ricerca medica con i soldi del popolo italiano.

La beneficenza nelle mani degli avvoltoi.

Bocciate le Ong come amministratrici, poiché con cospicui, anzi con montagne di soldi nelle loro mani non sono state capaci neanche di ottenere buoni rendimenti con gli investimenti.

Bocciati i giornalisti in missione nei luoghi di povertà, che fanno i "menestrelli" compiacenti con le Ong, nascondendo le magagne, per poi raccontare, purtroppo, solo quello che le organizzazioni stesse decidono che debbano raccontare. Ci vorrebbero più giornalisti per vocazione e meno "Dame di san Vincenzo".

Bocciato Silvio Garattini, il direttore dell'Istituto di ricerche farmacologiche Mario Negri, per essersi lamentato pubblicamente sugli scarsi finanziamenti che ricevono le associazioni.

Bocciate le case farmaceutiche per aver effettuato sperimentazioni cliniche su migliaia di pazienti ricoverati negli ospedali pubblici italiani senza che nessuno ne venisse a conoscenza. Con la complicità del Consiglio Superiore della Sanità, ministri, comitato dei professori e bioetico. Tutti foraggiati dall'industria farmaceutica: un'intera organizzazione finalizzata a fare soldi sulla pelle del popolo. «Ci aspettavamo querele, o almeno delle pubbliche smentite» disse Ivan Cavicchi quando era coordinatore della Cgil nella sanità[52].

In uno Stato pagliaccio come quello italiano, dove i politici si sono costruiti stipendi faraonici, dove non esistono regole di giustizia se non per i poveracci. In uno Stato che delega l'emissione della moneta a terzi, dove le banche tengono in pugno la politica è immorale ed è soprattutto ingiustificato che vengano elemosi-

[52] Antonio Casagrande, *La Scienza è un'Opinione*, 2017.

nate al popolo tutte le necessità di finanziare la ricerca farmacologica per curare le malattie - un compito che normalmente spetta allo Stato.

Ringraziamenti

La realizzazione di questo libro è stata possibile grazie anche alle persone che mi hanno aiutato fino a qui.
Grazie alle mie radici di giustizia, alla mia libertà e al desiderio di denunciare gli abusi: è un debito che sento di avere con la vita.
Grazie a Valeria e a Francesco per avermi raccontato la loro esperienza di fundraising.

Grazie ad alcuni operatori all'interno di una Onlus importante che mi hanno permesso di conoscere alcuni aspetti oscuri del loro modo di operare.
Grazie all'operatore dell'Aibi di Kinshasa per aver contribuito alla divulgazione di alcuni documenti segreti.
Grazie alla professoressa di filologia moderna Virgilia Russo per l'editing della bozza.

Indice

www.ingramcontent.com/pod-product-compliance
Lightning Source LLC
Chambersburg PA
CBHW060507290526
45791CB00001B/300
9780244139834